C. Dehner-Rau/H. Rau
Ängste verstehen
und hinter sich lassen

Die Autoren

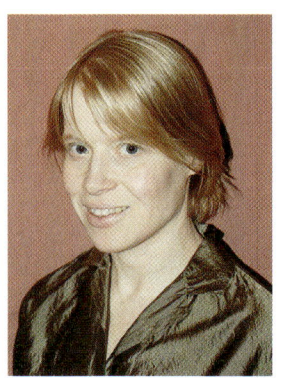

Dr. med. Cornelia Dehner-Rau hat nach ihrem Medizinstudium in Würzburg an der Baar-Klinik Donaueschingen, einer Klinik für Psychosomatik und Verhaltensmedizin, gearbeitet. Seit 2001 arbeitet sie als Ärztin und Psychotherapeutin an der Klinik für Psychotherapeutische und Psychosomatische Medizin am Evangelischen Krankenhaus in Bielefeld. Zusammen mit Frau Dr. Reddemann hat sie im Trias-Verlag das Buch »Trauma: Folgen erkennen, überwinden und an ihnen wachsen« geschrieben. In ihrer Arbeit integriert sie verhaltenstherapeutische Maßnahmen und tiefenpsychologisch fundierte Methoden. Sie hat weitreichende Erfahrungen in der Behandlung von Menschen mit Angststörungen, auch im Zusammenhang mit traumatischen Vorerfahrungen.

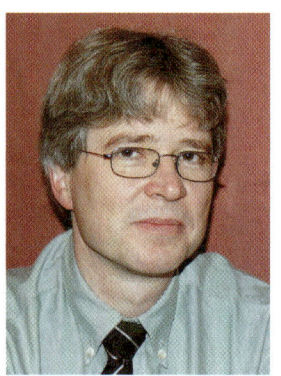

Prof. Dr. Harald Rau, Psychologischer Psychotherapeut, hat nach seinem Psychologiestudium an der Universität Tübingen als Wissenschaftler und Psychotherapeut an unterschiedlichen Universitäten und Kliniken gearbeitet. Seit 2006 ist er Direktor und Fachlicher Geschäftsführer der Suchtkrankenhilfe gGmbH der Zieglerschen Anstalten in Wilhelmsdorf, lehrt an der Universität Tübingen und ist Supervisor und Dozent an mehreren Ausbildungsinstituten für Psychotherapie. Er arbeitet insbesondere mit verhaltenstherapeutischen Techniken im Rahmen stationärer und ambulanter Psychotherapie; dabei spielt die Behandlung von Angststörungen als Haupt- oder Nebenerkrankung ein herausragende Rolle.

Dr. med. Cornelia Dehner-Rau
Prof. Dr. Harald Rau

Ängste verstehen und hinter sich lassen

❚ Wie Sie belastende Ängste und Depressionen
aufgeben, eigene Stärken entdecken und
endlich Ihr Leben leben

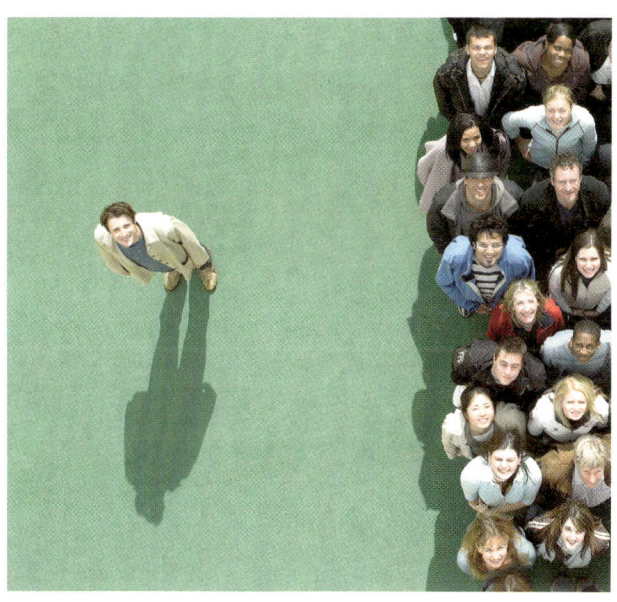

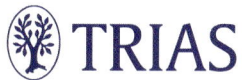

Inhalt

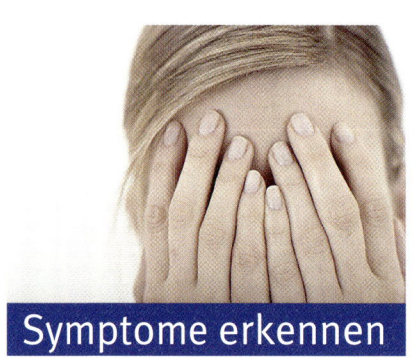

Symptome erkennen

Was möchte dieses Buch? 8

Angst hat viele Gesichter 11

Wie erleben Betroffene
ihre Ängste? 12

❚ Fühlen Sie sich überfordert? 14

❚ Angst vor der Angst 16

Wann ist Angst krankhaft? 18

❚ Merkmale einer Angst-
erkrankung 20

❚ Subjektives Leid 22

❚ Vermeidungsverhalten 22

❚ Gedankliche Symptome
der Angst 24

❚ Angst in Überforderungs-
situationen 26

Die einzelnen Angststörungen 27

❚ Agoraphobie – Angst vor
großen Plätzen 28

❚ Panikstörung – Angst aus
heiterem Himmel 29

❚ Soziale Phobie – Angst vor
sozialen Situationen 32

❚ Generalisierte Angststörung –
Angst als ständiger Begleiter 33

❚ Ängstlich-vermeidende
Persönlichkeit(sstörung) 36

❚ Spezifische Ängste,
z. B. Flugangst 36

❚ Hypochondrie und krankheitsbezogene Ängste 37

Depression als Folge einer
Angsterkrankung 38

❚ Wenn negative Gedanken
überhandnehmen 38

❚ Wenn schöne Erlebnisse
immer seltener werden 39

❚ Wenn man sich immer
hilfloser fühlt 40

❚ Wenn der Genuss nicht mehr
trainiert wird 40

❚ Wenn man sich zunehmend
schont 41

 – Übung: Bekämpfen Sie die
 fünf depressionsfördernden
 Faktoren aktiv! 41

❚ Setzen Sie sich erreichbare
Ziele 42

Weitere mögliche Folgen 44

❚ Wie kann sich eine Angststörung auf Beziehungen
auswirken? 45

❚ »Betäubung« mit Medika-
menten, Alkohol oder Drogen 46

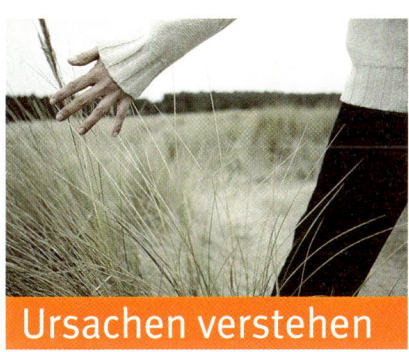

Ursachen verstehen

Wie entstehen Ängste? 49

Auslöser der Angst 50

▮ Die Angstgedanken verselbstständigen sich 51

▮ Die Bewertung der Angstsituation ist wichtig 52

▮ Auch unsere Beziehungs-
erfahrungen spielen eine Rolle 52

  – Übung: Hilfreiche Gedanken
  bei einer Angstattacke 53

Körperliche Reaktionen 54

▮ Unser biologisches Angstprogramm 54

▮ Unsere körperlichen Stressreaktionen 56

▮ Sich der Angst stellen 59

  – Übung: Körperliche
  Wahrnehmung der Angst 60

Das »Angstgedächtnis« 61

▮ Wie entsteht ein Angst-
netzwerk? 63

  – Übung: Wie sieht Ihr
  persönliches Angstnetz-
  werk aus? 66

  – Übung: Was denke und tue
  ich, wenn ich Angst habe? 67

Einflussfaktoren, die die Angst
begünstigen 68

▮ Ängstlichkeit und Sicherheitsbedürfnis 68

▮ Belastende Lebens-
erfahrungen 69

  – Übung: Zeichnen Sie Ihre
  Lebenslinien 70

▮ Wahrnehmungsfähigkeit
gegenüber Körpervorgängen 71

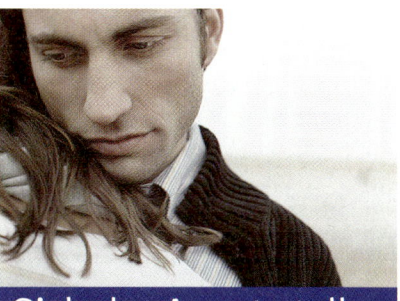

Sich der Angst stellen

**Wie Sie Ihre Ängste
überwinden können** 75

Selbsthilfe 76

▮ Den ersten Schritt haben
Sie schon getan 76

▮ Vor realen Bedrohungen
müssen Sie sich schützen 78

▮ Welche Veränderungen
ergeben sich, wenn Sie Ihre
Ängste überwinden? 79

Psychotherapie 80

▮ Kognitive Verhaltenstherapie 81

▮ Tiefenpsychologisch fundierte
Psychotherapie und Psychoanalyse 83

Inhalt

▎ Integrative Psychotherapie 85

▎ An wen wende ich mich? 85

Die Rolle von Medikamenten 87

▎ Antidepressiva 88

▎ Benzodiazepine 89

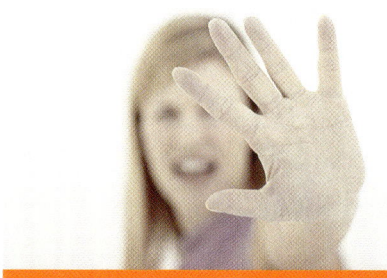

Ihr Selbsthilfe-Coach

Ängste schrittweise bewältigen 91

Was möchten Sie ändern? 92

  – Übung 1: Wie soll meine
Zukunft aussehen? 93

▎ Was wird sich in Ihrem Leben
ändern? 94

  – Übung 2: Was wird sich in
meinem Leben ändern? 95

▎ Protokollieren Sie Ihr
Vermeidungsverhalten 97

  – Übung 3: Welche Situationen
vermeide ich? 97

Übungen zum Umgang mit
Schwindel 99

▎ In den Bauch atmen 100

  – Übung 4: Schwindel
provozieren und ertragen 101

So funktionieren die Übungen 102

▎ Leicht oder schwierig
beginnen? 103

▎ Erstellen Sie Ihre persönliche
Angstliste 104

  – Übung 5: Meine persönliche
Liste Angst auslösender
Situationen 105

  – Übung 6: Einen Turm
besteigen 107

▎ Regeln für die Durchführung
der Angstübungen 108

  – Übung 7: Protokollieren Sie
Ihre Angstkurve 109

So üben Sie erfolgreich 111

  – Übung 8: Wiederholen –
so entwickeln Sie Routine 112

▎ Setzen Sie sich realistische
Übungsziele 112

▎ Welche Fehler können
passieren? 113

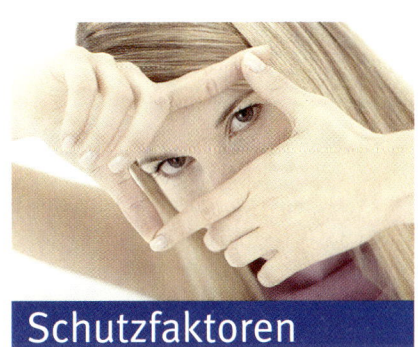

Schutzfaktoren

Psychische Stabilität finden 117

Was bietet Schutz vor Angst? 118

▎ Tragfähige Beziehungen
bieten Sicherheit 119

– Übung: Welche Beziehungserfahrungen habe ich? 121

▎ Eine Tagesstruktur und
Zeitpläne geben Halt 121

– Übung: Wie sieht mein
Tagesablauf aus? 122

– Übung: Was ist mir wirklich
wichtig? 123

– Übung: Wie selbst- oder
fremdbestimmt verläuft
mein Alltag? 124

Wie Sie Ihre Ressourcen erkennen
und nutzen 125

▎ Wieder zu Kräften kommen 126

– Übung: Ressourcen stärken –
Was tun Sie gerne? 128

Steigern Sie Ihre körperliche
Ausdauer 129

– Übung: Wie soll mein
zukünftiges Sportprogramm
aussehen? 131

Was stärkt die psychische
Gesundheit? 132

▎ Steigern Sie Ihre Genussfähigkeit 132

– Übung: Genussfähigkeit
trainieren 133

▎ Im Hier und Jetzt leben 134

– Übung: Überraschung! Ungeplante Situationen erleben 134

▎ Mit Sorgen umgehen 135

– Übung: Grübele ich zu viel? 135

– Übung: Mitgefühl für sich
selbst empfinden 136

– Übung: Umgeben Sie sich in
Gedanken mit Menschen,
die Ihnen guttun 136

▎ Das »innere Gefängnis«
verlassen 137

– Übung: Probieren Sie jeden
Tag etwas Neues aus 138

▎ Selbstwirksamkeit steigern 138

– Übung: Entdeckung der
Selbstwirksamkeit 139

▎ Sorgen Sie für ein soziales
Netz 139

▎ Richtige Prioritäten erkennen
und umsetzen 140

– Übung: Beobachten Sie
sich selbst 141

▎ Verzeihen und Schwieriges
hinter sich lassen 143

– Übung: Mit sich selbst
Frieden schließen 144

▎ Eine kleine Anleitung zur
Steuerung der Gedanken 145

Service 148

▎ Zitierte Literatur 148

▎ Hilfreiche Internetseiten 148

▎ Stichwortverzeichnis 149

Zu diesem Buch

Was möchte dieses Buch?

Mit diesem Buch wollen wir Sie, liebe Leserinnen und Leser, zu Expertinnen und Experten für sich selbst machen. Sicher wissen Sie aus eigener leidvoller Erfahrung schon viel über die Beschwerden und Einschränkungen, die Sie durch Ihre Ängste erfahren. Verlassen Sie nur noch selten Ihre Wohnung aus Angst vor Panikattacken? Haben Sie Angst, unter Menschen zu sein und die Kontrolle über sich und Ihren Körper zu verlieren? Kennen Sie die Angst vor der Angst? Haben Sie manchmal Angst, verrückt zu werden? Fühlen Sie sich durch die Ängste so belastet, dass Sie unter Depressionen leiden?

Wir möchten, dass Sie sich und Ihre Ängste besser verstehen können, wieder mehr Kontrolle über Ihre Ängste bekommen. Gefühle von Kontrollverlust, Ohnmacht, Ausgeliefertsein und Hilflosigkeit sind für uns Menschen ganz schwer auszuhalten. Solange man der Angst wenig entgegensetzen kann, werden solche Gefühle eher immer stärker. Wir wollen Sie darin unterstützen, Einfluss auf Ihre Ängste zu nehmen. Nicht mehr die Angst soll Ihr Leben kontrollieren, sondern Sie sollen lernen, die Angst zu kontrollieren.

Die Zusammenhänge sind ganz schön kompliziert und natürlich bei jedem Menschen anders. Trotzdem gibt es viele Gemeinsamkeiten, wie Betroffene denken, fühlen und körperlich reagieren. Wir wollen Ihnen verschiedene Ausprägungen und Gemeinsamkeiten von Angsterkrankungen vorstellen, so dass Sie Ihrer Angst einen Namen geben und Diagnosen besser einordnen können. Damit wird die Angst weniger diffus und kann entsprechend der Symptomatik eingeordnet werden. Wir möchten, dass Sie körperliche Reaktionen verstehen und wieder Vertrauen in Ihren Körper entwickeln können. Wir werden auf die Erkenntnisse der Hirnforschung eingehen und auf die Möglichkeiten, Einfluss auf das »Angstgedächtnis« zu nehmen.

Die Übungen, die wir Ihnen vorschlagen, beschäftigen sich natürlich auch mit den angstbesetzten Situationen, die Sie bisher eher vermeiden. Wir wollen Sie aber nicht nur beim Angstkonfrontationstraining unterstützen, sondern Sie gleichzeitig einladen, besser für sich zu sorgen, wieder genießen zu können und Ihre Kraftquellen und Fähigkeiten zu entdecken und zu aktivieren. Es geht nämlich nicht nur um die Beschäftigung mit den Störungen, sondern auch um die Mobilisierung von Stärken, den so genannten Ressourcen. Diese wurden in der Psychotherapie – aber auch in der Pädagogik – viel zu lange vernachlässigt. Vertrauen in sich und andere sowie

das Vertrauen in die eigenen Einflussmöglichkeiten sind der Angst direkt
entgegengesetzt.

Wir laden Sie an vielen Stellen des Buches zu konkreten Beobachtungen, zu
kleineren Experimenten und zu einem
gestuften Bewältigungsprogramm ein.
Sie erfahren auch, in welchen Fällen
professionelle Hilfe notwendig ist und
was dabei zu beachten ist. Die in diesem Buch vorgeschlagenen Beobachtungen und Erprobungen können eine
parallel stattfindende Psychotherapie
sinnvoll ergänzen, so dass Ihnen der
Selbsthilfe-Coach auch begleitend zu
einer Therapie helfen kann.

An einigen Stellen schildern wir konkrete Krankheits- und Behandlungsver-
läufe, die aus unserer eigenen psycho-
therapeutischen Arbeit stammen. Diese
werden allerdings so verkürzt und an
einigen Stellen verändert dargestellt,
dass die Anonymität der Betroffenen in
jedem Fall gewahrt bleibt.

An dieser Stelle wollen wir ausdrück-
lich unseren vielen Klientinnen und Klienten danken. Ihre Erfahrungen, Berich-
te, Rückmeldungen, Erfolge und Misserfolge haben unser Wissen über die
Symptomatik entscheidend geprägt
und ermöglicht, dass wir unsere eigene
therapeutische Qualität weiter entwickeln konnten und in diesem Buch
Anregungen geben können. Aus diesem
Grund ist dieses Buch unseren Klientinnen und Klienten in Dankbarkeit gewidmet.

In diesem Sinne freuen wir uns über
Rückmeldungen, Anregungen und An-
merkungen zu diesem Buch.

Bielefeld, im Frühjahr 2007

Prof. Dr. Harald Rau
Dr. Cornelia Dehner-Rau

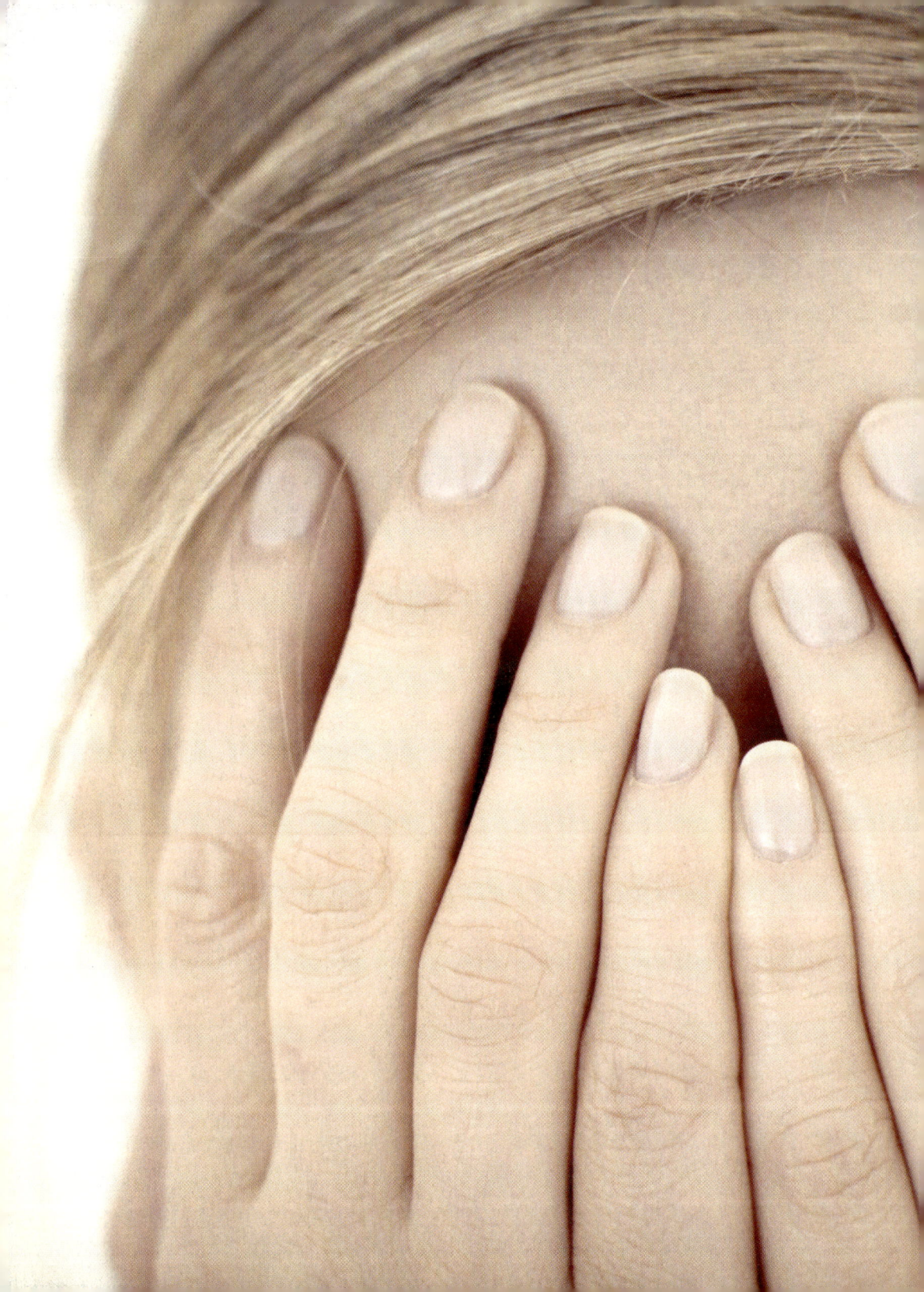

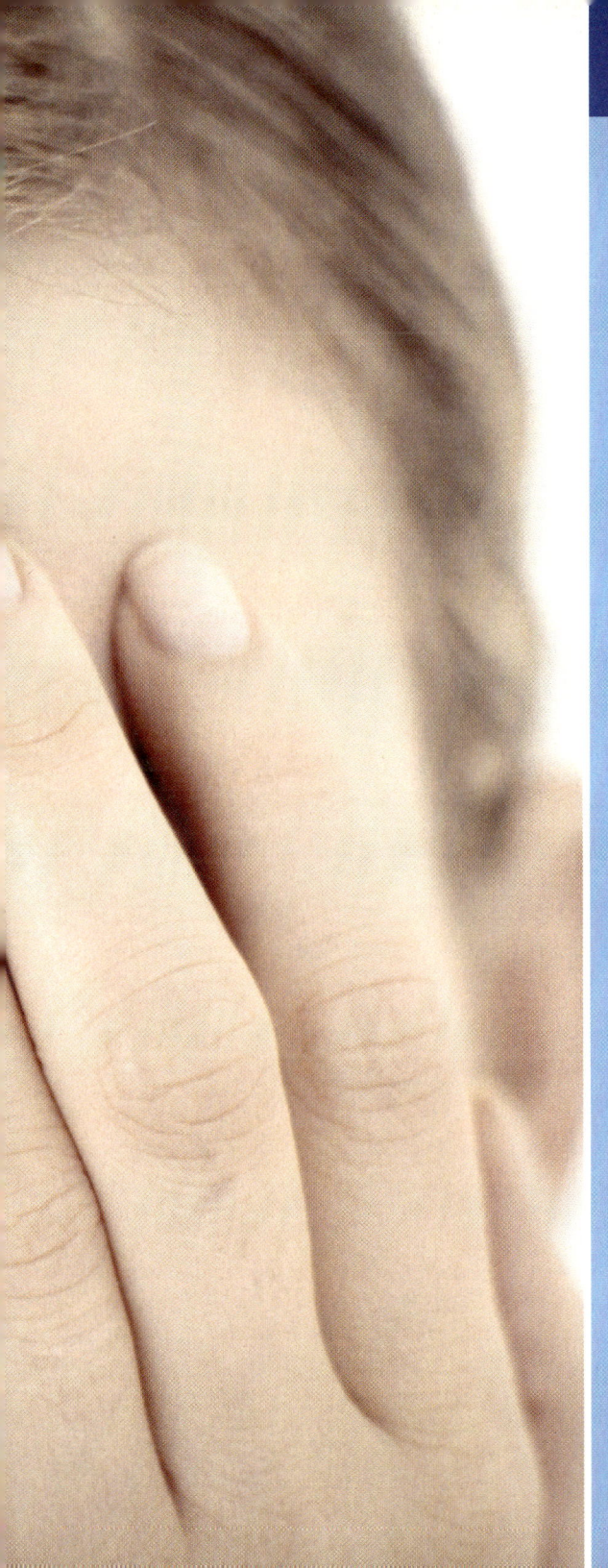

Angst hat viele Gesichter

Wenn Sie selbst unter Ängsten leiden, finden Sie sich sicherlich zum Teil in den folgenden Beschreibungen von Betroffenen wieder. Anhand der Darstellungen einzelner Angstmerkmale und der unterschiedlichen Angststörungen sowie der eingefügten Selbsttests können Sie Ihre eigenen Gedanken, Verhaltensweisen und Probleme, die im Zusammenhang mit Ihren Ängsten auftreten, besser einordnen und verstehen.

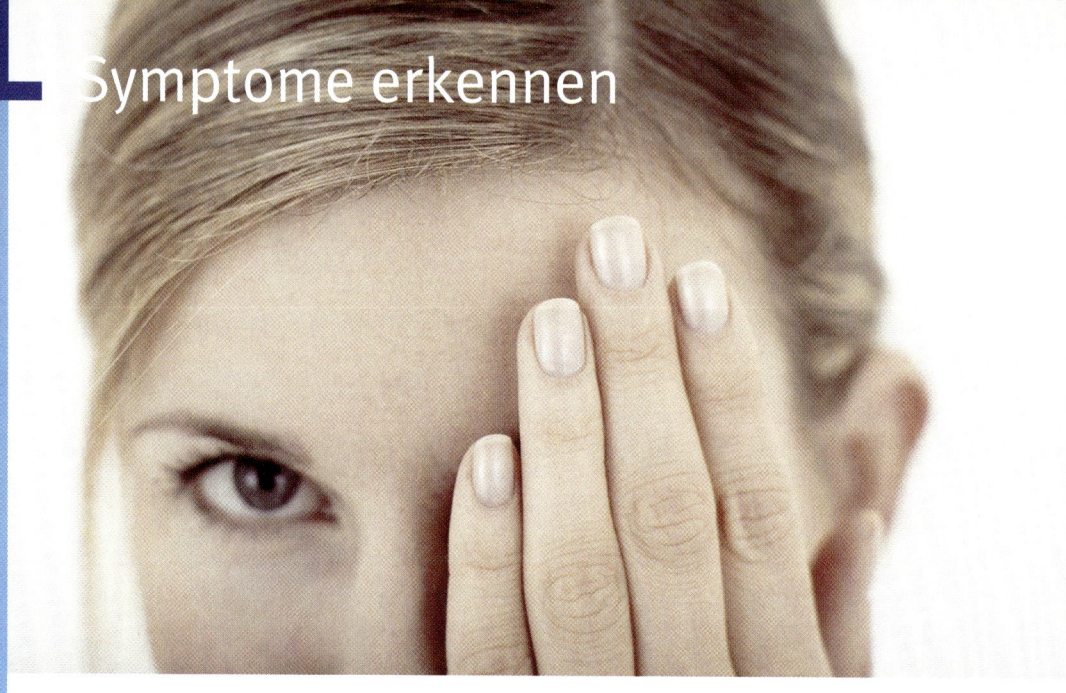

Wie erleben Betroffene ihre Ängste?

Anhand von Fallbeispielen möchten wir Sie zunächst mit verschiedenen Ausprägungen und Gemeinsamkeiten von Angststörungen vertraut machen. Vielleicht erkennen Sie sich in manchen Schilderungen wieder und können sich darüber selbst besser verstehen.

AUS DEM LEBEN

»Wenn ich meine Wohnung verlassen muss, überkommt mich große Angst«

»Wenn ich zum Einkaufen in die Stadt gehen muss, dann überkommen mich schon bei dem Gedanken daran große Angst und Unwohlsein. Mir geht es dann richtig schlecht, und ich habe panische Angst davor, dass mir etwas zustößt und ich nicht mehr zurück in meine Wohnung komme. Wenn sich der Einkauf nicht vermeiden lässt, nehme ich das Fahrrad, so dass ich im Falle eines Falles schnellstmöglich nach Hause kommen kann. Das Fahrrad lasse ich dann so nah wie möglich am Eingang des jeweiligen Geschäfts stehen. Ich suche nur Geschäfte auf, wo ich die Besorgungen im Erdgeschoss machen kann. Ein höheres Stockwerk aufzusuchen, traue ich mich nicht, da dann der Weg nach draußen unberechenbarer wird. Während des Einkaufens geht mir dauernd durch den Kopf, dass mir etwas passieren und ich ohnmächtig werden könnte. Ich könnte durchdrehen, die Kontrolle verlieren, verrückt werden. Die Blamage wäre dann fürchterlich groß.

Wegen dieser Gedanken und Ängste kann ich mich meist gar nicht auf das Einkaufen konzentrieren. Im Geschäft muss ich immer den Ausgang im Blick haben und den kürzesten Weg nach draußen kennen. Habe ich es dann endlich geschafft, das Gebäude verlassen und mein Fahrrad erreicht, fühle ich mich wieder etwas sicherer. Allerdings ist da noch der Rückweg zu meiner Wohnung. Weiterhin gehen die Gedanken durch meinen Kopf, dass mir etwas passieren und ich nicht mehr zurückkommen könn-

te. Wegen dieser Sorge ist es mir auch gar nicht möglich, durch eine Unterführung zu gehen oder zu fahren. Ich würde in der Unterführung panisch werden, weil ich nicht schnell nach oben kommen könnte. Da nehme ich lieber größere Umwege in Kauf.

Seit vielen Jahren fahre ich auch schon nicht mehr mit der Straßenbahn oder anderen öffentlichen Verkehrsmitteln. Ich hätte da drin unerträgliche Angst, weil ich nicht jederzeit aus der Straßenbahn aussteigen könnte. Erst wenn ich wieder in meiner Wohnung bin, fühle ich mich einigermaßen sicher und kann aufatmen. Einerseits bin ich dann erleichtert, andererseits aber auch traurig und wütend, dass wieder alles so schlimm wie eh und je war. Es scheint irgendwie keinen Fortschritt zu geben. Nach dem Einkauf kommt es durchaus vor, dass ich merke, Dinge gekauft zu haben, die mir gar nicht wirklich gefallen oder nicht einmal gut passen. Vor lauter Angst war ich gar nicht in der Lage, in aller Ruhe auszuwählen und unterschiedliche Kleider anzuprobieren.«

Agoraphobie: Frau R. berichtet in diesem Beispiel relativ klassische Symptome einer Platzangst, einer Agoraphobie. Vielleicht kennen auch Sie eine große Angst vor allen Situationen, in denen Sie nicht genügend Sicherheit empfinden, aus denen Sie nicht schnell fliehen können und in denen Sie fürchten, keine schnelle Hilfe erhalten zu können. Schon bevor Sie sich solchen Situationen aussetzen, verspüren Sie Angst: Es hat sich eine »Angst vor der Angst« entwickelt. Wegen dieser Angst vor der Angst entwickelt sich immer mehr Vermeidungsverhalten. Frau R. verlässt die Wohnung nur noch dann, wenn es absolut unvermeidbar ist, und vermeidet bestimmte Örtlichkeiten wie zum Beispiel höhere Geschosse in Läden und Wohnhäusern gänzlich. Bei sich selbst hat Frau R. noch niemals erlebt, dass der gefürchtete »Fall« eingetreten ist: Sie ist noch nie hilflos gewesen, hat noch keine Ohnmacht erlebt und noch niemals akute medizinische Hilfe benötigt. Sie weiß, dass sie körperlich gesund ist und eigentlich nichts zu befürchten hätte.

Fühlen Sie sich überfordert?

Ängste können in ganz unterschiedlichen Situationen vorkommen. Sie treten in der Regel dann auf, wenn wir uns von einer Situation überfordert fühlen. Je bedeutsamer die gefürchtete Situation ist, desto größer werden die Ängste. Eine immer wieder gemachte Erfahrung der Überforderung führt dazu, dass das Versagen erwartet und vorweggenommen wird.

AUS DEM LEBEN

»Ich hatte schlagartig große Angst«

Herr C. berichtet, dass es ihm bis vor ungefähr zwei Jahren eigentlich immer gut gegangen sei. An einem Wochenende habe er ein Erlebnis gehabt, das er folgendermaßen schildert: »Ich lag auf dem Sofa im Wohnzimmer meines Hauses und las eine Wochenzeitung. An diesem Tag war ich alleine zu Hause. Plötzlich hatte ich ein unheimliches Gefühl, das aus dem Bauch herkam und sich langsam über meinen ganzen Körper ausbreitete, über den Brustkorb und dann weiter in die Arme. Ich fühlte mich unheimlich schwer und absolut unfähig, irgend-

etwas dagegen zu unternehmen. Schlagartig war da eine ganz große Angst, jetzt sterben zu müssen. Ich hatte keine richtigen Schmerzen, aber diese Schwere und Enge, die ich verspürte, waren unheimlich. Das Atmen fiel mir schwer und ich fürchtete, zu ersticken. In dieser Situation habe ich gar nicht an mögliche Hilfen gedacht – das war alles ganz weit weg. Alles hat sich nur auf das Ende hin konzentriert.

Jetzt, im Nachhinein, weiß ich gar nicht mehr, wie lange dieser Anfall gedauert hat. Es kam mir jedenfalls endlos vor, wahrscheinlich waren es aber nur einige Minuten. Irgendwie wurden die Schwere und die Atemnot nämlich wieder schwächer und verschwanden schließlich ganz. Ich war danach völlig durcheinander und hatte keinerlei Erklärung für das, was ich erlebt hatte. Schon nach diesem einen Anfall dachte ich, dass ich so etwas nie wieder erleben wollte und es ein zweites Mal ganz sicher nicht durchstehen würde.

Doch einige Wochen später erlebte ich auf einer Geschäftsreise abends in meinem Hotelzimmer das Gleiche wieder. Es war wieder der identische Ablauf. Die erste Erfahrung, dass ich so etwas überleben konnte, hat überhaupt nicht geholfen. Ich war wieder total überwältigt und war mir sicher, dass dies das Ende bedeuten würde. Auch dieser Anfall ging von alleine wieder vorüber, hat mich aber so sehr verunsichert, dass ich seither ständig Angst davor habe, dass es wiederkommt. Der Anfall hat sich ja nicht angekündigt, so dass ich mich gar nicht darauf vorbereiten kann und es anscheinend in jeder Situation passieren kann.

Durch diese Anfälle habe ich mein ganzes Selbstbewusstsein verloren und bekomme den Gedanken nicht mehr aus dem Kopf, dass das ganz schrecklich ist und mich dauernd bedroht. Ich habe mich seither von über 10 renommierten Ärzten untersuchen lassen. Dabei gab es keinerlei Hinweise auf eine körperliche Verursachung. Das beruhigt mich allerdings gar nicht, weil ich die Todesangst ja tatsächlich spüre und jedes Mal glaube, dass meine letzte Stunde geschlagen hat.«

Panikattacke: Herr C. beschreibt eine erste Panikattacke, die sich später in weiteren Situationen wiederholt. Er kann zunächst keine Auslöser für diese Panikattacken nennen und hat kein Vermeidungsverhalten entwickelt. Durch die ständige Angst vor der Angst fühlt er sich in seiner Lebensqualität sehr beeinträchtigt und psychisch immer mehr geschwächt. Die Angst vor der Angst nimmt in seinem weiteren Krankheitsverlauf eine immer größere Rolle ein: Herr C. berichtet, dass es bei ihm wohl keine einzige Stunde außerhalb des immer mehr gestörten Schlafes gebe, in der er nicht an die Anfälle denke und besorgt sei, dass sich ein neuer Anfall ereigne.

Symptome erkennen

Angst vor der Angst

Die Angsterkrankung von Frau R. und die von Herrn C. unterscheiden sich deutlich voneinander: Frau R. kennt genau die Situationen, die die Angst auslösen, und hat in der Folge ein ausgeprägtes Vermeidungsverhalten entwickelt. Dieses Vermeidungsverhalten schränkt ihren Lebensspielraum erheblich ein und ist allgegenwärtig. Herr C. dagegen kann nicht konkret benennen, welche Situationen die Angstattacke auslösen, und hat deshalb auch noch kein konkretes Vermeidungsverhalten entwickelt. Dennoch ist auch bei ihm die Symptomatik allgegenwärtig und bestimmt sein Leben wesentlich. Sowohl bei Herrn C. als auch bei Frau R. spielt die Angst vor der Angst eine ganz entscheidende Rolle: Auch Situationen und Zeiten, in denen aktuell keine Angst vorherrscht, sind wesentlich von Gedanken an eine mögliche Angstattacke geprägt. Diese Gedanken an eine mögliche Angstattacke sind sehr präsent und schränken die Lebensqualität erheblich ein.

AUS DEM LEBEN

»Alle sehen mir an, dass etwas nicht stimmt«

Herr B., ein 18-Jähriger, berichtet, dass er vor zwei Monaten im Schulunterricht eine Übelkeit verspürt habe und daraufhin nach Hause gegangen sei. Einige Tage später sei ihm das Gleiche wieder passiert, und jetzt schäme er sich fürchterlich, so dass er seither auch gar nicht mehr zur Schule gehen könne:

»Ich mag an diese Situation in der Schule gar nicht denken. Wer weiß, was die Lehrer und die anderen Schüler jetzt von mir halten. Sie halten mich bestimmt für verrückt, wenn ich wiederkomme und dann sofort wieder gehen muss, weil es mir so schlecht geht. Ich bringe auch den Mut überhaupt nicht auf, noch einen Anlauf zu machen und den anderen vielleicht sogar zu erzählen, was mit mir war. Als ich vor drei Wochen zu einer Party eingeladen wurde, ging es mir genauso. Ich kam dort hin und hatte gleich die Sorge, dass mir alle ansehen, dass etwas nicht stimmt. Ich fühlte mich dann ganz schwindelig und war mir sicher, dass die mir anmerken, dass ich ganz unsicher auf den Beinen stehe und zittrig bin. Je länger ich blieb, umso schlimmer wurden dieses blöde Gefühl und der Schwindel.

Als ich rausging, ging es mir sofort viel besser. Ich wollte eigentlich wieder zurückkommen, habe mich aber wirklich nicht mehr getraut. Da bin ich dann ohne Abschied nach Hause gegangen und habe mich einerseits erleichtert gefühlt, andererseits aber auch wie ein großer Versager. Jetzt kann ich nicht mehr zur Schule und auch nicht mehr auf eine Party. Alle, die mich kennen, wissen jetzt, dass irgendetwas nicht stimmt. Ich halte das so nicht mehr aus und möchte mich am liebsten verkriechen. Die einzige Art, unbefangen mit anderen in Kontakt zu sein, ist jetzt noch das Internet. Beim Chatten fühle ich mich sicher und freue mich auf den Austausch mit anderen. Da sehen die mich ja nicht und können mir deshalb auch nichts anmerken.«

Soziale Phobie: Die Symptomatik, die Herr B. schildert, ist typisch für eine soziale Phobie. Herr B. fürchtet zunehmend die Begegnung mit anderen und entwickelt sehr schnell ein ausgeprägtes Vermeidungsverhalten vor solchen gefürchteten Situationen. Dieses Vermeidungsverhalten führt zu langer Schulabwesenheit und zu sozialem Rückzug. Im Mittelpunkt der Angst von Herrn B. ist die Befürchtung, sich zu blamieren und von anderen als ängstlich, schwach, verrückt oder dumm wahrgenommen zu werden. Diese Befürchtung führt bei Herrn B. dazu, dass er sein Verhalten immer genauer beobachtet und in den schwierigen Situationen eigene körperliche Angstreaktionen wie Zittern und Schweißbildung genau registriert. Er ist zunehmend davon überzeugt, dass diese Angstsymptome auch von den anderen wahrgenommen werden, was die eigenen Angstsymptome noch größer werden lässt.

Kennen Sie, liebe Leserin, lieber Leser, solche oder ähnliche Beschwerden? Glauben Sie, an einer Agoraphobie, unter Panikattacken oder an einer sozialen Phobie zu leiden? Um besser einschätzen zu können, welche Ängste normal sind und welche zur Krankheit werden können, laden wir Sie ein, das folgende Unterkapitel zu lesen.

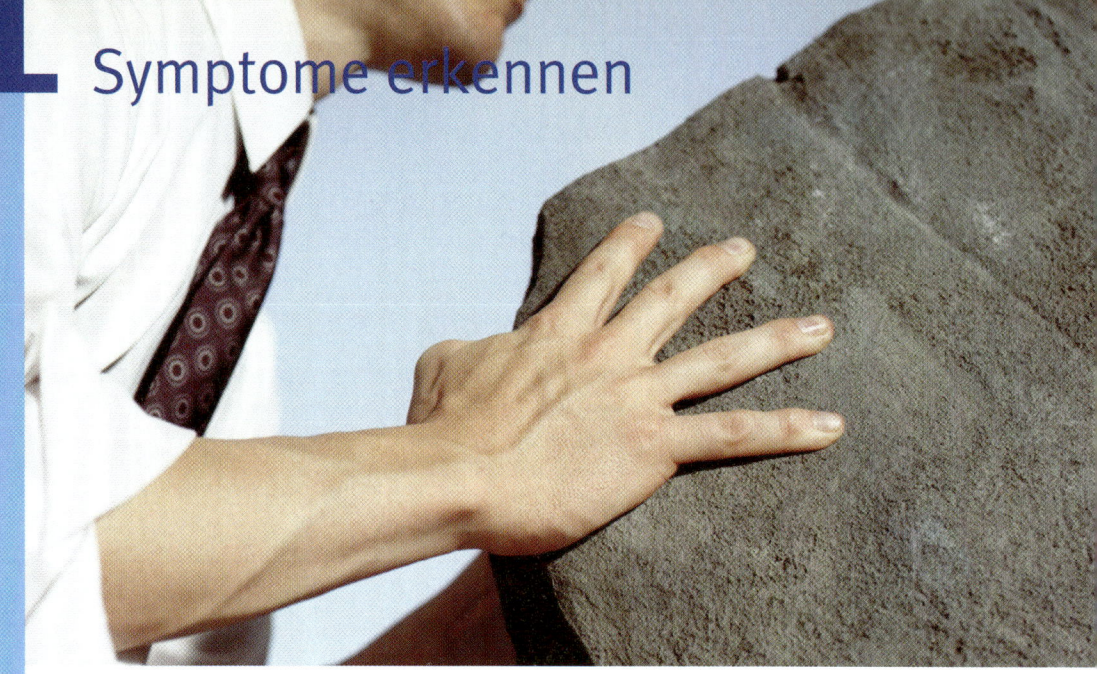

Wann ist Angst krankhaft?

Jeder Mensch kennt Gefühle von Angst. Vor realen Gefahren Angst zu haben und diese zu vermeiden, ist normal und äußerst nützlich: Diese Angst hilft, Schaden zu vermeiden und effektiv zu lernen, gefährlichen Situationen aus dem Weg zu gehen. Solche Angst wurde von dem Psychoanalytiker Sigmund Freud als »Realangst« bezeichnet. Diese Angst hat im Normalfall keinen Krankheitswert und ist kein Anlass für die Aufnahme einer Psychotherapie. In der Erziehung von Kindern ist es wichtig, dass sie potenzielle Gefahren erkennen, die von heißen Herdplatten, Flüssen, Autos, lockenden fremden Menschen und vielem anderen ausgehen.

Ängste vor realen Gefahren sind nützlich und hilfreich.

Im Gegensatz zur Realangst zeichnet sich eine krankhafte Angst dadurch aus, dass sie das Erleben und Verhalten erheblich beeinträchtigt und in der Regel nicht durch die reale Bedrohung gerechtfertigt ist. Allerdings ist dieses Kriterium im Einzelfall schwierig zu beurteilen:

AUS DEM LEBEN

Angst vor einem Herzinfarkt

Der Vater von Frau G. ist in seinem 40. Lebensjahr an einem Herzinfarkt verstorben; auch die Mutter des Vaters hat im Alter von 49 Jahren das gleiche Schicksal erlitten. Frau G. wird durch Wahrnehmungen einer Unregelmäßigkeit der Herzaktivität oder eines Schmerzes im Brust- und Armbereich an den Tod des Vaters und dessen Mutter erinnert und fürchtet das Herannahen eines Herzinfarktes. Sie hat sich ein Blutdruckmessgerät gekauft und begonnen, am Tag mehrmals den Blutdruck zu messen. Jeder ihr unnormal erscheinende Wert löst zunehmend Unbehagen aus und vergrößert die Angst.

Ist nun die Herzinfarktangst von Frau G., die von angeborenen Risiken weiß, eine Real- oder eine krankhafte Angst? Erst wenn die Angst dazu führt, dass die Beschäftigung mit der Angstthematik umfangreich und intensiv wird und die Lebensqualität erheblich einschränkt, dann liegt eine krankhafte und somit auch veränderungs- und behandlungsbedürftige Angst vor.

AUS DEM LEBEN

Angst vorm Autofahren

Die 17-jährige Frau R. überlebt einen schlimmen Verkehrsunfall, an den sie wegen der eingetretenen Bewusstlosigkeit keine Erinnerung hat. Sie erlangte auf einer Intensivstation ihr Bewusstsein wieder und erfuhr während der folgenden sechs Monate eine deutliche Besserung aller körperlichen Unfallfolgen. Während dieser Zeit entwickelte sie eine zunehmende Angst davor, in Autos mitzufahren. Sie vermied solche Situationen zunehmend und schränkte ihren Aktionsradius erheblich ein. Dies führte sogar dazu, dass sie begann, sich immer weniger mit Bekannten und Freunden zu treffen, um Autofahrten und Fahrten mit Bussen zu vermeiden.

Der Übergang von normaler zu krankhafter Angst ist fließend.

19

Symptome erkennen

Dieses Beispiel zeigt deutlich, dass einerseits eine begründete Angst vor dem gefährlichen Straßenverkehr entstand, die einen gewissen Realitätsbezug hat. Andererseits begann die junge Frau, ihr Leben und ihre Sozialkontakte zunehmend einzuschränken. Somit resultiert aus dem Unfall mindestens auf zweifache Weise psychisches Leid: Neben der Angst vor dem Straßenverkehr führte der Unfall zu Beeinträchtigungen in der Lebensführung, wobei diese Beeinträchtigungen im Laufe der Zeit weiter zunahmen.

Merkmale einer Angsterkrankung

Folgende Merkmale sprechen dafür, dass Angstsymptome über ihre normale und hilfreiche Bedeutung hinausgehen und deshalb Symptome einer Angsterkrankung sein können:

▌ Die Angstanfälle sind ohne das Vorliegen extremer Bedrohung sehr intensiv und reichen bis hin zur Todesangst.

▌ Die Angstanfälle treten zunehmend häufiger und/oder in steigender Intensität auf.

▌ Die Angst beeinflusst immer mehr Lebensbereiche einschließlich Freizeitgestaltung und berufliche Aktivitäten und reduziert die Lebensqualität.

▌ Zur Vermeidung der Angst entsteht ein immer perfektionierteres Vermeidungsverhalten, das wiederum zu vermehrten Einschränkungen in unterschiedlichen Lebensbereichen führt.

▌ Die Angstsymptomatik veranlasst die betroffene Person zu einem gesteigerten Alkohol- und/oder Tablettenkonsum.

▌ Die Angst führt zu depressiven Symptomen.

Erst beim Zusammentreffen mehrerer Merkmale wird eine Angst als krankhaft eingeschätzt. Die wichtigsten Merkmale sind insbesondere: subjektives Leid, Vermei-

dungsverhalten, Angst vor der Angst. Zu diesen Merkmalen sind folgende Informationen wichtig.

Wie sehr bestimmen Ängste mein Leben?

Wir laden Sie nun ein, bei sich selbst mögliche Einschränkungen in wichtigen Lebensbereichen nach folgendem Schema zu beschreiben:

Wie beeinflusst die Angst ...	gar nicht	wenig	mittel	stark	sehr stark
... Ihre nächste mitmenschliche Umgebung (z. B. Familie, Partnerschaft)?	☐	☐	☐	☐	☐
... Ihre berufliche Leistung?	☐	☐	☐	☐	☐
... Ihre Freizeitgestaltung?	☐	☐	☐	☐	☐
... Ihre Lebensqualität?	☐	☐	☐	☐	☐
... Ihre Beschäftigung mit Angenehmem und Schönem?	☐	☐	☐	☐	☐
... die Intensität und Anzahl Ihrer Kontakte zu anderen Menschen?	☐	☐	☐	☐	☐

Wie viel % Ihrer Wachzeit beschäftigen Sie sich in Ihren Gedanken oder Ihrem Verhalten mit der Angst oder dem Vermeidungsverhalten?   _____ %

Je mehr Kreuze Sie in den Kategorien »stark« und »sehr stark« gemacht haben und je mehr Sie sich in Ihren Gedanken und Ihrem Verhalten mit der Angstsympto-matik und dem Vermeidungsverhalten beschäftigen, umso stärker ist die Beein-trächtigung, die Sie erleben. Diese Zusammenstellung ist für Ihre spätere Ent-scheidung einer möglichen Änderung und für die spätere Beurteilung von Verän-derungen durch die Übungen wichtig.

21

Symptome erkennen

Subjektives Leid

Nicht alle psychischen Erkrankungen gehen für die Betroffenen akut mit erheblichem Leid einher. So wird zum Beispiel jemand mit einem Größenwahn in einer manischen Episode kein Leid empfinden, sondern sich großartig vorkommen. Die Angsterkrankungen zeichnen sich jedoch eindeutig dadurch aus, dass sie erhebliches Leiden und eine Beeinträchtigung der Lebensqualität der Betroffenen darstellen. In vielen Fällen ist von dieser Beeinträchtigung auch die direkte mitmenschliche Umgebung betroffen.

Vermeidungsverhalten

Ein wichtiges weiteres Merkmal fast aller Ängste ist das Vermeidungsverhalten. Die folgende Geschichte schildert ein ausgeprägtes Vermeidungsverhalten, das typisch für eine Agoraphobie ist:

AUS DEM LEBEN

»Ich verlasse meine Wohnung nicht mehr«

Frau L. berichtet: »Seit nunmehr über 15 Jahren verlasse ich meine Wohnung ohne Begleitung überhaupt nicht mehr. Wenn ich wegen nicht vermeidbarer Arztbesuche oder Behördengänge meine Wohnung verlassen muss, bitte ich meine in der gleichen Stadt lebende erwachsene Tochter oder einen befreundeten Nachbarn, mich zu begleiten. Ich nutze den Service eines großen Supermarktes, mir meine Einkäufe nach Bestellung nach Hause zu liefern.«

Bei Frau L. ist das Verlassen der Wohnung mit dem Auftreten einer massiven Angst vor Kontrollverlust, Ohnmacht und Unsicherheit verbunden. Obwohl sie weiß, dass diese Angst rational völlig unbegründet ist, hat diese sich im Laufe der Jahre immer mehr verfestigt und zu einem zunehmenden Rückzug in ihre Wohnung geführt. Die eigentliche Angst auslösende Situation, das Entfernen von der Wohnung, hat sie durch eine perfektionierte Alltagsorganisation immer besser vermeiden können. In der Folge verlor sie jedoch jegliche Übung darin, sich in eigener Verantwortung außerhalb der Wohnung zu bewegen. Um den Alltag dennoch bewältigen zu können, hat sie ein gut funktionierendes soziales Netz konstruiert: Ihre erwachsene Tochter, mehrere Nachbarn, einige Bekannte erledigen die Einkäufe, begleiten sie bei unvermeidbaren Anlässen und sind in »Notfällen« erreichbar.

INFO

Gefürchtete Situationen werden gemieden

Vermeidung ist ursprünglich eine Schutzreaktion und muss als solche erst einmal gewürdigt werden. Aufgrund von sehr belastenden Vorerfahrungen versucht man, so weit es möglich ist, gefürchtete Situationen und damit verbundene Gedanken und Gefühle zu vermeiden. Durch Vermeiden wird die alltägliche Lebensgestaltung immer schwieriger und eingeengter, die Angst wird immer größer. Man hat keine Möglichkeit, neue – korrigierende – Erfahrungen zu machen und wieder Vertrauen in sich und in die Situation zu entwickeln. Wenn man Schritt für Schritt erfährt, dass man die gefürchtete Situation wieder besser steuern kann, wieder mehr Kontrolle erlebt, wird die Angst kleiner werden. Ziel ist folglich, das bisherige Vermeidungsverhalten schrittweise abzubauen und den Aktionsradius wieder zu erweitern.

Symptome erkennen

Welche körperlichen Angstsymptome habe ich?

Ängste und insbesondere konkrete Angstattacken sind fast immer von bestimmten körperlichen Symptomen begleitet. In der folgenden Liste sind die wichtigsten Symptome aufgeführt. Sie können diejenigen Symptome, die auch bei Ihnen in den Angstanfällen auftauchen, ankreuzen.

starkes Herzklopfen, hohe Herzfrequenz ☐

Schweißausbruch ☐

Zittern ☐

Mundtrockenheit ☐

Atembeschwerden ☐

Beklemmungsgefühl ☐

Schmerzen und Missempfindungen in der Brustregion ☐

Übelkeit und Missempfindungen im Magen ☐

Gefühl von Schwindel, Unsicherheit, Schwäche oder Benommenheit ☐

Wir werden in späteren Kapiteln auf diese körperlichen Symptome, deren Ursache und Bedeutung näher eingehen. An dieser Stelle wollen wir aber schon anmerken, dass diese Symptome, ähnlich wie das Vermeidungsverhalten, nicht nur Folge, sondern im weiteren Verlauf auch Ursache der Angst sein können. Für die Angstbewältigung hilfreich sind Maßnahmen, die diese körperlichen Symptome und deren Wahrnehmung beeinflussen können.

Gedankliche Symptome der Angst

Die Gedanken und Selbstkommentierungen vor und während eines Angstanfalls spielen für die Angstentstehung und -aufrechterhaltung eine sehr wichtige Rolle. Die Gedanken und Selbstkommentierungen können sich verselbstständigen und automatisieren und Einfluss auf körperliche Vorgänge haben.

Die folgende Liste zählt die häufigsten Gedanken auf, die während einer Angstattacke vorherrschen können:

- »Ich verliere jetzt gleich die Kontrolle und weiß nicht mehr, was ich tue.«
- »Gleich werde ich verrückt und flippe völlig aus.«
- »Ich bin überzeugt davon, dass ich jetzt sterben werde. Die Symptome weisen auf einen Herzinfarkt oder einen Hirnschlag hin. Das ist das Ende.«
- »Was denken jetzt die Leute, die mich hier so erleben? Die denken, ich spinne und bin verrückt!«
- »Die Dinge um mich herum sind ganz unwirklich« (Derealisation).
- »Ich selbst fühle mich weit entfernt und gar nicht wirklich hier« (Depersonalisation).

Ihre Gedanken beeinflussen Ihre körperliche Reaktion und umgekehrt.

Angst vor der Angst: Ein sehr häufig vorkommender gedanklicher Angstmechanismus ist die »Angst vor der Angst«. Damit wird die Tatsache bezeichnet, dass sich fast alle Menschen mit einer Angststörung übermäßig häufig und intensiv gedanklich mit der Angstsymptomatik beschäftigen. Diese gedankliche Beschäftigung hat einen oft katastrophisierenden Charakter; das erhöht die Angst vor einer weiteren Angstattacke. Solche Gedanken und Gefühle können in der Folge körperliche Vorgänge und damit auch Angstsymptome provozieren und somit den nächsten Angstanfall vorbereiten.

Depersonalisation: Unter Angst verändert sich die Wahrnehmung der eigenen Person und des eigenen Körpers. Man fühlt sich unwirklich, merkwürdig, fremd. Dieses veränderte Erleben wird als Depersonalisation bezeichnet.

Derealisation: Auch die Wahrnehmung der äußeren Realität wird unter Angst enger. So kann die Umgebung unwirklich erscheinen, weit weg oder verschwommen. Die veränderte Wahrnehmung der Situation nennt man Derealisation. Sowohl Depersonalisations- als auch Derealisationserleben verstärken Gefühle von Kontrollverlust, Ohnmacht und Angst. Ziel ist, über die Wahrnehmung im Hier und Jetzt wieder mehr Kontrolle zu bekommen und die Situation realistischer einschätzen zu können.

Angst in Überforderungssituationen

Ängste entstehen in Situationen, in denen man mit den bisherigen Bewältigungsmöglichkeiten nicht mehr weiterkommt. Die eigenen Fähigkeiten werden als zu gering eingeschätzt, um die Anforderungen zu meistern. Die Wahrnehmung der eigenen Schwäche mit dem Gefühl der Überforderung löst Angst und eine Stressreaktion aus.

Ein Politiker empfindet angesichts der Aufgabe, vor 100 versammelten Menschen 30 Minuten über die aktuelle politische Situation zu reden, eher keine Angst, sondern nimmt diese Gelegenheit als willkommene Herausforderung wahr – seine Selbstwirksamkeitserwartung (siehe Kasten) ist also hoch. Anders dagegen kann jemand empfinden, der keine Übung im öffentlichen Reden hat und sich angesichts dieser Herausforderung eher überfordert sieht: In diesem Fall ist es wahrscheinlich, dass man sich unwohl fühlt und Angst vor dem öffentlichen Vortrag hat – die Selbstwirksamkeitserwartung ist also gering, man glaubt nicht, dass man die Situation meistern kann.

INFO

Was versteht man unter Selbstwirksamkeit(serwartung)?

Mit dem Begriff der Selbstwirksamkeit wird in der Psychologie die Fähigkeit bezeichnet, aufgrund eigener Fähigkeiten Handlungen ausführen zu können, die zu den gewünschten Zielen führen. Die entsprechende Erwartung des Betreffenden nennt man Selbstwirksamkeitserwartung. Ein Mensch, der daran glaubt, selbst etwas bewirken und sein Schicksal durch sein eigenes, selbstständiges Handeln beeinflussen zu können, hat also eine hohe Selbstwirksamkeitserwartung.

Menschen, die unter Angststörungen oder Depressionen leiden, haben meist eine eher geringe Selbstwirksamkeitserwartung. Sie sehen sich als Opfer äußerer Umstände und haben nicht das Vertrauen, dass sie schwierige Situationen bewältigen können. Ein wichtiges Ziel, um Ängste bewältigen zu können, ist also, das Vertrauen in die Selbstwirksamkeit zu steigern.

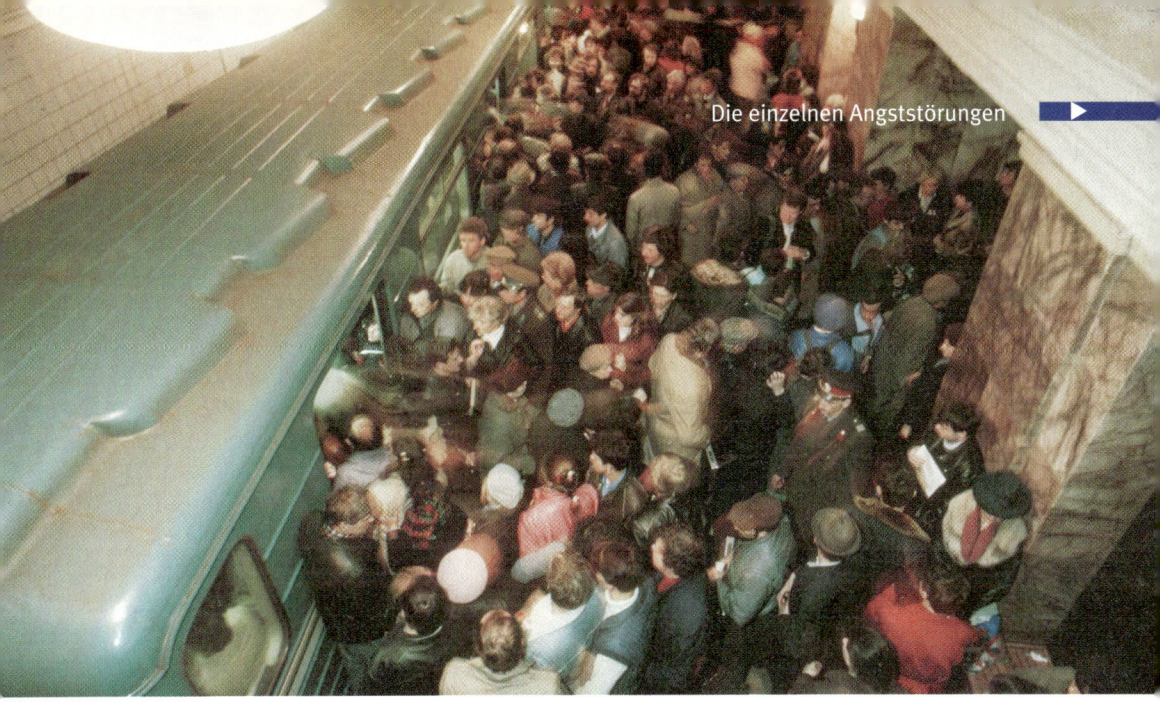

Die einzelnen Angststörungen

Ängste kommen recht häufig vor: In Deutschland liegen bei mehr als 5 % der Bevölkerung Symptome einer Angst mit Krankheitswert vor; im Laufe ihres Lebens erleiden ungefähr 15 % aller Menschen eine Angsterkrankung. Einige konkrete Angsterkrankungen, wie z. B. Ängste vor Tieren wie Spinnen oder Schlangen, schränken die Lebensqualität der Betroffenen oft nur wenig ein. Andere Formen von Angsterkrankungen können jedoch die Lebensqualität und das Funktionieren in wichtigen Lebensbereichen stark beeinträchtigen.

Auf den folgenden Seiten stellen wir einige konkrete Angststörungen mit den dazugehörigen speziellen Merkmalen vor.

Symptome erkennen

Agoraphobie – Angst vor großen Plätzen

Der Begriff »Agoraphobie« bezeichnet die Angst vor großen öffentlichen Plätzen, öffentlichen Verkehrsmitteln, Kaufhäusern, Supermärkten, Menschenmengen und öffentlichen Gebäuden wie z. B. Theater, Kino oder Konzerthallen. Gemeinsam ist den gefürchteten Situationen, dass sie nicht gut kontrollierbar sind und die unauffällige Flucht schwierig ist.

Bei der Agoraphobie werden Situationen, die mit Kontrollverlust einhergehen, gemieden.

In einem öffentlichen Verkehrsmittel kann man nicht jederzeit anhalten und aussteigen. Im Kaufhaus kann es voll und stickig sein, in Menschenmengen fühlt man sich bedrängt und kommt nicht so ohne Weiteres raus. Das Gleiche gilt für alle möglichen öffentlichen Gebäude. Jeder weiß, wie belastend es sein kann, in einer langen Schlange zu warten oder bei großer Hitze zwischen vielen Menschen eingezwängt zu sein und dabei von vielen Reizen überflutet zu werden. Da braucht es schon viel Geduld, Ausdauer und Abgrenzungsvermögen, um davon nicht gestresst zu werden. Wer einmal erlebt hat, dass vom langen Stehen der Kreislauf absackt und einem ganz schummerig wird, dass man Schweißausbrüche bekommt und das Herz zu rasen beginnt, dass man das Gefühl hat, gleich ohnmächtig zu werden und umzufallen, wird eine solche Situation lieber vermeiden.

Wichtig

Ängste haben die Tendenz, sich zu verstärken und auszubreiten, wenn man nichts dagegen unternimmt. Der Aktionsradius wird immer enger, man wird immer abhängiger, und der Glaube an die eigene Wirksamkeit und Einflussnahme schwindet. Irgendwann kann man nicht mehr ohne Angst die eigene Wohnung verlassen und zieht sich völlig zurück.

Wenn man sich an einem Ort in der Öffentlichkeit einmal so schlecht gefühlt hat, wird man womöglich dieses Gefühl mit der entsprechenden Situation verknüpfen (assoziieren). Schon der Gedanke daran, sich wieder in eine ähnliche Situation begeben zu müssen, löst dann Angst und in der Folge eine Stressreaktion aus. Bei einer Agoraphobie kommt es aufgrund der »Angst vor der Angst« zunehmend zum Vermeidungsverhalten: Situationen, die mit Gefühlen von Kontrollverlust einhergehen, werden immer konsequenter vermieden.

Panikstörung – Angst aus heiterem Himmel

Typisch für eine Panikstörung sind Panikattacken. Ein Panikanfall beginnt in der Regel mit körperlichen (z. B. Herzklopfen, Schwitzen, Schwindel) oder gedanklichen (z. B. Gedankenkreisen, Konzentrationsstörungen) Veränderungen, die unterschiedliche Ursachen haben können, wie zum Beispiel Aufregung, körperliche Anstrengung, Koffeineinnahme, Rauchen, Hitze oder Enge. Diese Veränderungen werden von der betroffenen Person wahrgenommen und als bedrohlich bewertet.

Angst und Stress schaukeln sich auf

Im Gegensatz zur Agoraphobie, bei der die Angst vor typischen Situationen und deren Vermeidung im Vordergrund stehen, treten Panikattacken im Rahmen einer Panikstörung scheinbar wie aus heiterem Himmel auf. Viele Betroffene berichten, dass sie aus der Ruhe heraus davon überfallen werden. In solchen Situationen ist man weniger durch Außenreize abgelenkt und nimmt sich selbst intensiver wahr.

So kann es vorkommen, dass man seinen Herzschlag bewusster wahrnimmt und vielleicht auch Unregelmäßigkeiten feststellt, die in der Regel normal sind. Werden Unregelmäßigkeiten des Herzschlags jedoch als bedrohlich bewertet, entsteht Angst und es wird eine Stressreaktion ausgelöst. Diese führt wiederum zu einer Beschleunigung des Herzschlags und zu schneller und flacher Atmung, was

INFO

Woher stammt der Begriff »Panik«?

Der Begriff »Panik« hat seinen Ursprung in der griechischen Antike. Der Gott Pan war ein Wesen halb Geißbock, halb Mensch, das sich an Reisende heranschlich und diese erschreckte. Phobos und dessen Bruder Deimos (Schrecken, Grauen), Söhne des Kriegsgottes Ares und der Göttin Aphrodite, begleiteten ihren Vater auf Kriegszügen. Phobos, halb Löwe, halb Mensch, soll so hässlich gewesen sein, dass ihn sogar seine Mutter verstieß. Er wurde auf den Schilden der Krieger abgebildet, um die Feinde in Furcht zu versetzen.

subjektiv das Gefühl von Bedrohung steigert. Die zunehmende Angst verstärkt wiederum die Stressreaktion.

Der »Teufelskreis« aus Gedanken, körperlichen Reaktionen und zunehmender Angst mündet schließlich in eine Panikattacke. Diese wird immer als Kontrollverlust erlebt, solange man nicht gelernt hat, Bewältigungsstrategien zur Beruhigung einzusetzen und den »Teufelskreis« zu durchbrechen. Wie bei der Agoraphobie spielt die »Angst vor der Angst« eine große Rolle.

INFO

Panikstörung mit/ohne Agoraphobie

Die Panikstörung kann eine eigenständige Angsterkrankung sein, die auch losgelöst von Vermeidungsverhalten auftreten kann (als »Panikstörung ohne Agoraphobie«). In diesem Fall kommt es zu plötzlichen Anfällen von massiver Angst, häufig Todesangst, ohne dass die Betroffenen ein konkretes Vermeidungsverhalten entwickeln. Häufig entwickeln die Betroffenen jedoch ein Vermeidungsverhalten und trauen sich z. B. immer seltener aus der Sicherheit der eigenen Wohnung heraus. Dann spricht man von einer »Panikstörung mit Agoraphobie«.

Schwitzen, Zittern und die Angst zu sterben

Panikattacken können auch im Rahmen anderer Angststörungen auftreten, zum Beispiel bei der Agoraphobie oder der sozialen Phobie. Bei einer Panikstörung handelt es sich um ein vorwiegend körperliches und gedankliches Phänomen, welches durch Symptome wie Schwitzen, Zittern, Angst zu sterben oder die Kontrolle zu verlieren gekennzeichnet ist. Die Agoraphobie und soziale Phobie sind dagegen an bestimmte Situationen gekoppelt.

Schwerwiegende Lebensereignisse als Auslöser

Vor Beginn einer Panikstörung werden gehäuft schwerwiegende Lebensereignisse festgestellt. Über 90 % der ersten Panikanfälle treten an einem öffentlichen Ort auf. Ein Panikanfall im Zusammenhang mit einer Panikstörung oder einer Agoraphobie beinhaltet meist die Furcht vor einer körperlichen oder geistigen Katastrophe, zum Beispiel die Angst vor einem Herzinfarkt oder die Angst davor, verrückt zu werden.

Sowohl die Agoraphobie als auch die Panikstörung zeigen langfristig einen ungünstigen Verlauf. Spontanheilungen kommen eher selten vor. Ohne angemessene Hilfe führen Angststörungen in der Regel für Betroffene und Angehörige zu massiven Beeinträchtigungen der Lebensqualität. Es kann eine »Abwärtsspirale« in Gang kommen, an deren Ende Depression, Alkoholabhängigkeit, Medikamentenmissbrauch und eine erhöhte Selbstmordgefahr stehen können.

Viele Faktoren wirken zusammen

Wie viele Angsterkrankungen kann die Panikstörung schleichend beginnen, und Betroffene haben häufig Schwierigkeiten, den konkreten Beginn der Erkrankung zu benennen. Im Laufe der Zeit kann sich eine erhöhte Aufmerksamkeit gegenüber Körperempfindungen herausgebildet haben. Hintergrund kann eine eigene Erkrankung oder eine Erkrankung im Umfeld gewesen sein. Ein weiterer Hintergrund kann die Veranlagung zu erhöhter Ängstlichkeit als persönliche Eigenschaft sein. Schließlich können situative Merkmale den Beginn begünstigen: Wenn man körperlich erschöpft ist, schlecht schläft, unter hormonellen Schwankungen, einem Infekt oder einer chronischen Erkrankung leidet, ist man anfälliger für die Beobachtung des Körpers und der Körperreaktionen. Befindet man sich darüber hinaus auch noch in einer schwierigen Lebenssituation, wird das Erregungsniveau weiter steigen. Fehlen Möglichkeiten der Unterstützung durch andere Menschen oder wird durch andere noch vermittelt, wie bedrohlich die Situation ist, kann der Teufelskreis der Panik in Gang gesetzt werden.

Typische Gedanken während einer Panikattacke

Kommt auf diese Weise eine Attacke in Gang, sind folgende Denkinhalte typisch:

Symptome erkennen

- »Ich bin allein.«
- »Ich könnte sterben.«
- »Ich kann nicht raus.«
- »Ich komme nicht rechtzeitig an einen sicheren Ort.«
- »Ich verliere die Kontrolle.«
- »Ich werde verrückt.«
- »Ich werde mich lächerlich machen.«

Es bestehen Ängste vor Kontrollverlust, Bedrohung der körperlichen Unversehrtheit und der Unfähigkeit, äußere Gefahren durchzustehen.

Bei dieser Schilderung einer möglichen Panikentwicklung wollten wir aufzeigen, dass viele Faktoren zusammenkommen können, die dann in ihrem Zusammenwirken zur Störung führen. Es ist weder eine einzelne Ursache erkennbar noch wird es ausreichen, eine einzelne Ursache zu identifizieren und zu behandeln. Vielmehr haben sich Gewohnheiten entwickelt, die die körperbezogene Wahrnehmung und Interpretation sowie eventuell folgendes Verhalten beinhalten. Diese Gewohnheiten werden dann Bestandteile des Angstgedächtnisses (siehe S. 61 ff.) und halten die Störung aufrecht. Die Therapie, die sich aus dieser Betrachtung ableitet, muss eine Veränderung dieser Gewohnheiten zum Ziel haben.

Soziale Phobie – Angst vor sozialen Situationen

Die soziale Phobie bezieht sich ausschließlich auf soziale Situationen wie öffentliches Sprechen, fremde Menschen ansprechen und Ähnliches. Es besteht die Angst vor einer Bewertung oder Blamage. Typisch ist, dass eine betroffene Person fürchtet, dass ihr Zittern, ihre Ungeschicklichkeit oder eine persönliche Eigenart von anderen wahrgenommen werden könnte. Die Konfrontation mit der gefürchteten Situation löst fast immer eine unmittelbare Angstreaktion aus, die sich bis zu einer Panikattacke steigern kann. Betroffene erkennen, dass die Angst übertrieben oder unbegründet ist. Dennoch werden die gefürchteten sozialen oder Leistungssituationen vermieden. Die ängstliche Erwartungshaltung, das starke Unbehagen in den gefürchteten Situationen oder das Vermeidungsverhalten beeinträchtigen deutlich die normale Lebensführung.

Sozialer Übungsmangel: Durch fortwährendes Vermeiden sozialer Situationen tritt ein sozialer Übungsmangel ein, so dass jede neue soziale Situation eine noch höhere Hürde darstellt und die Angst vergrößert. Wird dann wieder eine soziale Situation aufgesucht, ist die Wahrscheinlichkeit einer Angstattacke vergrößert, so dass sich auch bei dieser Angstform ein Teufelskreis zwischen zunehmender Vermeidung, mangelndem sozialem Training, erhöhter Erregung in der Situation und weiterer Angst ergibt, der die Angststörung aufrechthält.

Schüchternheit: Von einer Schüchternheit ist die soziale Phobie dadurch zu unterscheiden, dass sie starkes Leiden verursacht, sie unangemessen intensiv und häufig auftritt und zu einem zunehmenden Vermeidungsverhalten führt.

Generalisierte Angststörung – Angst als ständiger Begleiter

Das wesentliche Merkmal der generalisierten Angststörung ist eine in vielen Situationen vorherrschende Angst, begleitet durch eine hohe Anspannung, übermäßige Sorgen bezüglich alltäglicher Ereignisse und Probleme. Um das Diagnosekriterium zu erfüllen, muss diese Anspannung mindestens ein halbes Jahr vorhanden sein.

Leide ich unter einer sozialen Phobie?

Die nachfolgenden Fragen helfen Ihnen, selbst zu beurteilen, ob Sie möglicherweise unter einer sozialen Phobie leiden (Fragebogen zur sozialen Phobie; nach Wittchen u. Hoyer 2006):

Leiden Sie unter unbegründet starker Angst und Unsicherheit, etwas in Gegenwart anderer zu tun oder im Mittelpunkt der Aufmerksamkeit anderer zu stehen, wie z. B.	ja	nein
1 mit anderen Menschen zu reden oder sie etwas zu fragen?	☐	☐
2 vor anderen, z. B. einer kleinen Gruppe, zu sprechen?	☐	☐
3 andere, Ihnen unbekannte Menschen anzusprechen?	☐	☐
4 an Veranstaltungen oder Treffen teilzunehmen?	☐	☐
5 zu essen oder zu trinken, wenn andere Ihnen dabei zuschauen?	☐	☐
6 zu schreiben, wenn andere Ihnen dabei zuschauen?	☐	☐
7 Prüfungen zu absolvieren, obwohl Sie gut vorbereitet sind?	☐	☐
8 vor anderen sozialen Situationen?	☐	☐
Wenn Sie alle Fragen verneint haben, brauchen Sie die weiteren Fragen nicht zu beantworten. Wenn Sie mindestens eine Frage bejaht haben, sollten Sie auch die nächsten Fragen beantworten.	ja	nein
9 Vermeiden Sie oft wegen Ihrer Angst solche Situationen?	☐	☐
Wenn Sie in solchen Situationen waren oder daran dachten, befürchten Sie, dass …		
10 … Ihnen etwas Peinliches oder Beschämendes passieren würde?	☐	☐
11 … Sie vor Scham oder Aufregung erröten könnten?	☐	☐
Wenn Sie in solchen Situationen waren oder daran dachten, …		
12 … zitterten oder bebten Sie vor Angst?	☐	☐
13 … hatten Sie starkes Herzklopfen oder Herzrasen?	☐	☐

14	... schwitzten Sie stark?	☐	☐
15	... hatten Sie Atemnot oder waren Sie kurzatmig?	☐	☐
16	... war Ihnen dabei übel oder hatten Sie Magen-beschwerden?	☐	☐

Haben Sie mindestens eine der Fragen von 1 bis 8 mit »ja« beantwortet und zusätzlich eine oder mehrere der Fragen 9 bis 16, dann leiden Sie unter Umständen an einer sozialen Phobie.

Weitere konkrete Symptome der generalisierten Angststörung sind:

- Muskelverspannungen, eventuell verbunden mit akuten und chronischen Schmerzen
- Ruhelosigkeit
- Unfähigkeit zur Entspannung
- Kloßgefühl im Hals, eventuell auch Schluckbeschwerden
- anhaltende Reizbarkeit
- Konzentrationsschwierigkeiten
- Leeregefühl im Kopf wegen Sorgen oder Angst
- Einschlafschwierigkeiten

Die generalisierte Angststörung äußert sich somit durch viele Symptome, die auch charakteristisch für die Depression sind. Im Gegensatz zu den meisten anderen Angsterkrankungen können bei dieser Symptomatik keine konkreten Situationen benannt werden, die die Angst auslösen und deshalb konsequent vermieden werden. Für die Therapie bedeutet das, dass insbesondere die im letzten Kapitel dieses Buches vorgeschlagenen Übungen Anwendung finden können. Die dort beschriebenen Übungen zur Steigerung der körperlichen Fitness, zum Training des Genussverhaltens und zur Steuerung der Gedankeninhalte stellen das wesentliche Therapieprogramm bei der generalisierten Angststörung dar.

Symptome erkennen

Ängstlich-vermeidende Persönlichkeit(sstörung)

In den Diagnosesystemen, die bei uns Verwendung finden, gibt es eine ganze Gruppe von psychischen Störungen, die nicht auf einzelnen Symptomen beruhen, sondern sich stärker auf krankhafte Persönlichkeitseigenschaften beziehen: die Persönlichkeitsstörungen. Wesentliches Merkmal von Persönlichkeitsstörungen ist, dass sie spätestens seit dem jungen Erwachsenenalter vorherrschend sind und in nahezu allen Formen zwischenmenschlicher Beziehungen offenbar werden.

Eine Form der Persönlichkeitsstörung ist die »ängstlich-vermeidende« oder auch »vermeidend-selbstunsichere« Persönlichkeitsstörung. Damit wird eine zu Beeinträchtigung und Leiden führende Persönlichkeitseigenart bezeichnet, bei der die Betroffenen grundsätzlich sehr ängstlich eingestellt sind und wegen dieser ängstlichen Grundhaltung auffallend häufig Neues, Unbekanntes, Schwieriges vermeiden. Diese Menschen fallen häufig auch durch eine Selbstunsicherheit auf, da sie sich grundsätzlich wenig zutrauen und somit eine sehr geringe Selbstwirksamkeitserwartung haben.

Auch für Menschen, die an dieser Störung leiden, ist insbesondere das letzte Kapitel dieses Buches relevant, das sich eher auf die allgemeine Lebensführung bezieht und Vorschläge macht, wie es Menschen gelingen kann, ihre Fähigkeiten (wieder) zu entdecken und zu aktivieren.

Spezifische Ängste, z. B. Flugangst

Eine spezifische Phobie ist die häufigste Angststörung und wird dann diagnostiziert, wenn sich die Angst auf spezifische Situationen oder Objekte bezieht. So gibt es die Angst vor bestimmten Tieren (z. B. Spinnen), vor Brücken und Höhen, vor engen Räumen (Klaustrophobie), vor Blut und Spritzen oder vor dem Zahnarzt. Diese Liste kann noch lang fortgesetzt werden.

Typisch ist eine ausgeprägte und anhaltende Angst, die übertrieben oder unbegründet ist, und die durch das Vorhandensein oder die Erwartung eines spezifischen Objekts oder einer spezifischen Situation ausgelöst wird. Die Konfrontation mit dem gefürchteten Reiz löst fast immer eine unmittelbare Angstreaktion aus, die bis zur Panikattacke gehen kann. In der Folge werden entsprechende Situationen gemieden bzw. nur unter starker Angst oder starkem Unbehagen ertragen.

Wichtig

Die Diagnose einer spezifischen Phobie ist dann gerechtfertigt, wenn die normale Lebensführung dadurch deutlich eingeschränkt ist, persönliches Leid und deutliches Vermeidungsverhalten entstanden sind.

Hypochondrie und krankheitsbezogene Ängste

Hypochondrie und krankheitsbezogene Ängste gehören zu den so genannten »somatoformen Störungen«. Sie haben aber eine große Gemeinsamkeit mit den Angststörungen. Kernmerkmal ist die Angst oder Überzeugung, unter einer ernsten Krankheit zu leiden. Es entwickelt sich ein Krankheitsverhalten mit häufigen Arztbesuchen und Kontrollieren des Körpers (»Checking-Verhalten«). Wiederholte Arztbesuche und Untersuchungen mit häufigen Arztwechseln führen nur kurzfristig zur Beruhigung. Diese Versuche, Krankheiten auszuschließen, werden als Vermeidungsverhalten verstanden. Wie jedes Vermeidungsverhalten führt dieses kurzfristig zu einer Entlastung, langfristig zu immer größeren Einschränkungen.

Betroffene neigen dazu, körperliche Funktionen und Empfindungen zu beobachten und diese katastrophisierend zu interpretieren. Durch die erhöhte Beachtung körperlicher Symptome werden diese stärker wahrgenommen.

Körperliche Empfindungen werden als Vorboten einer schlimmen Krankheit gedeutet.

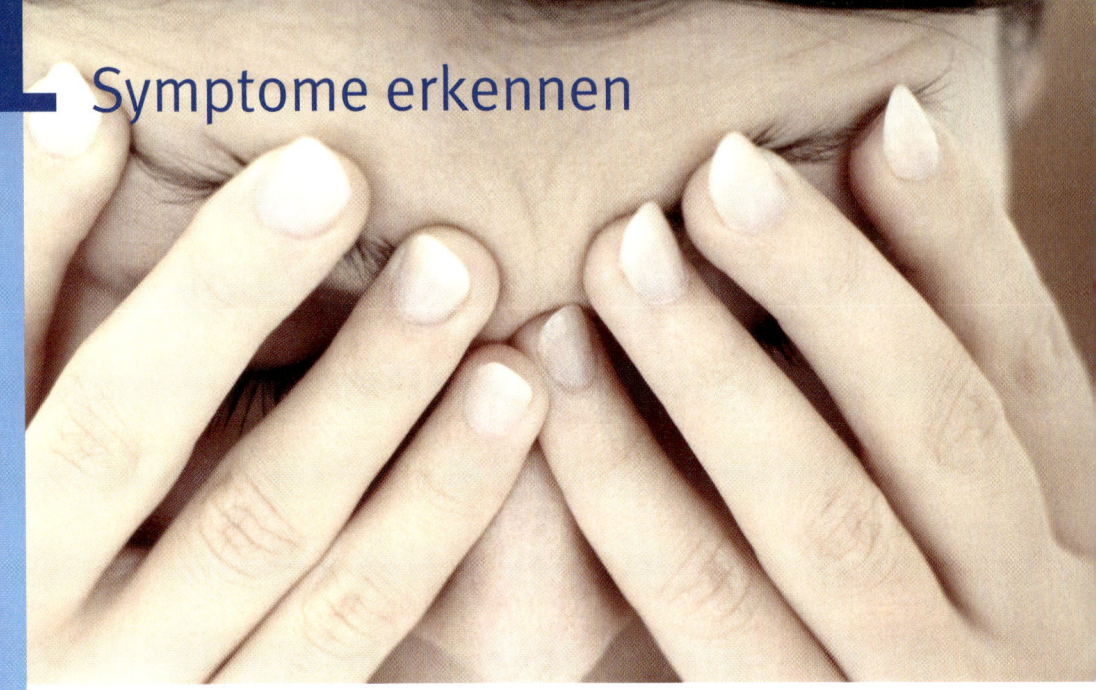

Depression als Folge einer Angsterkrankung

Bei länger bestehender Angsterkrankung ist die Wahrscheinlichkeit, zusätzlich an einer Depression zu erkranken, recht groß. Viele Beeinträchtigungen, die durch eine Angsterkrankung entstehen, fördern direkt die Entwicklung depressiver Symptome. Wir stellen Ihnen die fünf wichtigsten Faktoren, die eine Depression begünstigen, vor – damit Sie aktiv dagegen angehen können.

Wenn negative Gedanken überhandnehmen

Auf der Ebene der Gedanken (Kognitionen) ist insbesondere die so genannte »kognitive Triade« wichtig: Verzerrt schlechtes Denken über

1. sich selbst,
2. die Welt und
3. die Zukunft.

Diese kognitive Triade kann die direkte Folge langjähriger Erfahrungen mit einer Angstsymptomatik und dem damit verbundenen Vermeidungsverhalten sein. Wer häufig das eigene Versagen in immer mehr Lebenssituationen erfährt, ist besonders gefährdet, über sich selbst und auch die Zukunft schlecht zu denken.

Wenn schöne Erlebnisse immer seltener werden

Ein zweiter, psychosozialer Faktor, der die Depression begünstigt und häufig Folge von Angsterkrankungen ist, ist der so genannte »Verstärkerverlust«: Menschen, die immer weniger Erfolg erleben, der ihr Verhalten krönt, erfahren immer seltener Bestätigung und Ermutigung. Bestätigung und Ermutigung jedoch sind ganz wichtige Anreize für viele Verhaltensformen und werden als solche Anreize auch »Verstärker« genannt. Ein sozialer Verstärkerverlust tritt ein, wenn jemand beginnt, sich immer mehr zurückzuziehen und Gemeinschaft zu vermeiden. Je kleiner das soziale Netz wird, je weniger angenehme Aktivitäten es gibt und je mehr man sich aus Lebensbereichen zurückzieht, desto größer der Verstärkerverlust. Da die subjektiv erlebte Lebensqualität bei vielen Menschen mit der Verfügbarkeit von Verstärkern und der Beteiligung an unterschiedlichen Aktivitäten einhergeht, führt der Verstärkerverlust zu einem Rückgang der Lebensqualität und fördert die Entwicklung depressiver Zustände.

Symptome erkennen

Wenn man sich immer hilfloser fühlt

Ein dritter, psychologischer Faktor ist die »erlernte Hilflosigkeit« und die damit einhergehende Schwächung des Selbstwerterlebens. Inwieweit man Erfolge oder Misserfolge auf die eigenen Einflussmöglichkeiten zurückführt, ist entscheidend für die Selbstwirksamkeit. Wer wiederholt und lang anhaltend die Erfahrung macht, erheblich durch äußere Bedingungen beeinflusst zu sein und selbst wenig Einfluss auf die eigene Befindlichkeit zu haben, erfährt und erlernt ein Hilflosigkeitsgefühl. Jemand mit einer ausgeprägten Agoraphobie, der seine Wohnung nahezu nicht mehr verlässt, entwickelt zunehmende Hilflosigkeit und begünstigt damit auch die Depression.

Wenn der Genuss nicht mehr trainiert wird

Der vierte Faktor ist das »Genussverhalten«. Entgegen der landläufigen Auffassung ist die Fähigkeit, bestimmte Dinge genießen zu können und den Genuss auch aktiv in das Leben zu integrieren, eben nicht von vornherein angeboren und unveränderlich vorhanden. Die Genussfähigkeit selbst ist eine lernbare und (leider!) auch wieder verlernbare Fähigkeit. Bei recht vielen Menschen, die zur Depression neigen, stellen wir eine verzerrte Einstellung zur Genussfähigkeit fest. Gerade Menschen, die sich keinen Genuss zugestehen können und sich anstatt dessen häufig unter Druck setzen, verlernen es regelrecht, in ihren Alltag Oasen des Genusses zu integrieren.

Wir reden hier übrigens nicht von einmaligen oder großen Ereignissen, wie zum Beispiel einem Urlaub oder einer einmaligen bestimmten Anschaffung. Wir reden hier viel eher von den täglichen Oasen, von den eher kleinen schönen Dingen. Diese kleinen Annehmlichkeiten (und auch

Unannehmlichkeiten), die den Alltag prägen, sind für die Lebensqualität und die psychische Gesundheit von ganz großer Wichtigkeit. Wer ein Jahr lang unter immensem Druck arbeitet und funktioniert und alle Genusserwartung auf den einen Jahresurlaub konzentriert, hat häufig eine schlechtere Lebensqualität als jemand, der sich diesen einen großen Jahresurlaub vielleicht gar nicht leisten kann, es aber schafft, im Alltag Genussoasen am Leben zu halten und auf diese Weise die alltägliche Genussfähigkeit zu trainieren.

Wenn man sich zunehmend schont

Als letzter Faktor soll hier ein zunehmendes Schonungsverhalten genannt werden. In unserer Kultur ist tief verankert, dass wir uns bei einer Krankheit schonen müssen, um die Genesung zu ermöglichen. Diese Schonung ist oft sowohl körperlich als auch psychologisch gemeint. Wir wissen heute jedoch recht zuverlässig, dass körperliche und psychosoziale Schonung die Chronifizierung von Krankheiten begünstigt. Dies gilt ganz besonders für depressive und Angsterkrankungen. Beide Erkrankungen werden durch körperliche und psychosoziale Schonung gefestigt.

Tipp

Der englische Begriff für die kleinen annehmlichen Dinge heißt »Uplift« und beschreibt recht gut, dass diese kleinen Dinge einen nach oben ziehen. Dieses Wort kann für uns Anlass sein, immer wieder zu überprüfen, ob wir genügend »Uplifts« in unseren Alltag eingebaut haben. Im letzten Kapitel beschäftigen wir uns näher mit diesem Thema.

ÜBUNG

Bekämpfen Sie die fünf depressionsfördernden Faktoren aktiv!

Was folgt aus diesen geschilderten Zusammenhängen zwischen Angst und Depression? Unser Rat ist, dass Sie die genannten fünf Faktoren als depressionsfördernd erkennen und entsprechende Maßnahmen gegen diese Faktoren in Ihr persönliches Übungsprogramm integrieren. Lernen Sie das Genießen wieder systematisch (siehe S. 132–133). Bauen Sie Ihr Vermeidungs- und Schonungsverhalten ab und nehmen Sie trotz aller anfänglichen Schwierigkeiten wieder Sozialkontakte auf. Schulen Sie Ihre Wahrnehmung der »Uplifts«, der kleinen schönen Dinge im Alltag.

Wir wissen, dass der Kampf gegen diese Faktoren Kraft benötigt und Sie sich am Anfang vielleicht überfordert fühlen. Wir wissen aber auch, dass eine Veränderung der Lebensweise mit einer Berücksichtigung dieser Faktoren zu einer immensen Vergrößerung der Lebensqualität führt. Deshalb möchten wir Sie ganz besonders ermutigen, neue Versuche zu starten, die eine Veränderung der genannten Denk- und Verhaltensmuster erleichtern.

Dabei ist ein Prinzip von ganz entscheidender Bedeutung, das gerade bei depressiven Menschen ungeheuer wichtig ist: das Prinzip der kleinen Schritte.

Setzen Sie sich erreichbare Ziele

Für depressive Menschen ist typisch, dass sie sich sehr große oder in der ausgeprägten depressiven Phase nur noch ganz kleine Ziele setzen. Dies wird in folgendem Experiment verdeutlicht:

In dem Experiment wurden die Teilnehmer aufgefordert, mit einem Wurfpfeil auf eine Zielscheibe zu schießen (das Dart-Spiel). Im Gegensatz zum üblichen Spiel wurde ihnen aber freigestellt, welche Entfernung sie zur Zielscheibe einnehmen. Es nahmen eine Gruppe von depressiven und eine Gruppe von psychisch gesunden Menschen teil. Es zeigte sich, dass die Gesunden eher mittlere Entfernungen zur Zielscheibe wählten und damit recht realistisch vorgingen, so dass sie auch realistische Trefferquoten mit einer zu erwartenden Mischung von Treffern und Misserfolgen erzielten. Die Gruppe der depressiven Menschen dagegen zeigte ein anderes Muster der Entfernungsauswahl: Eine große Untergruppe wählte sehr große Entfernungen (Überforderung durch unrealistisch schwieriges

Ziel), und eine zweite Untergruppe wählte eine unrealistisch kurze Entfernung (Unterforderung durch unrealistisch leichtes Ziel). Die erste Untergruppe zeigte erwartungsgemäß schlechte und die zweite Untergruppe erwartungsgemäß hohe Trefferquoten.

Prinzip der kleinen Schritte

Was bedeutet diese depressive Tendenz, betont über- oder unterfordernd mit Zielen umzugehen? Es bedeutet, dass die kontinuierliche Weiterentwicklung und die gesunde Rückmeldung durch Erfolg und Misserfolg behindert werden. Aus der Pädagogik wissen wir, dass Lernen und Weiterentwicklung ohne hinreichende Möglichkeiten des Erfolgs und Misserfolgs nur schwer möglich sind. Genau das ist ein wichtiges Problem von depressiven Menschen, die sich unrealistische (zu leichte oder zu schwere) Ziele vornehmen. Diese unrealistischen Ziele erschweren angemessene Rückmeldung und erschweren deshalb die Weiterentwicklung. Dies gilt natürlich nicht nur für sportliche Aktivitäten, sondern im Prinzip für alle Lebensbereiche. Aus diesem Grund ist das Prinzip der kleinen Schritte gerade für Menschen, die zur Depression neigen, ganz besonders wichtig. Sie sollen darin unterstützt werden, sich angemessene Ziele vorzunehmen und Erfolg wie auch Misserfolg nutzen zu können, um sich selbst weiterzuentwickeln. Das in diesem Buch vorgeschlagene Übungsprogramm ist ganz wesentlich an diesem Prinzip der kleinen Schritte orientiert und möchte Sie darin unterstützen, realistische Ziele zu planen.

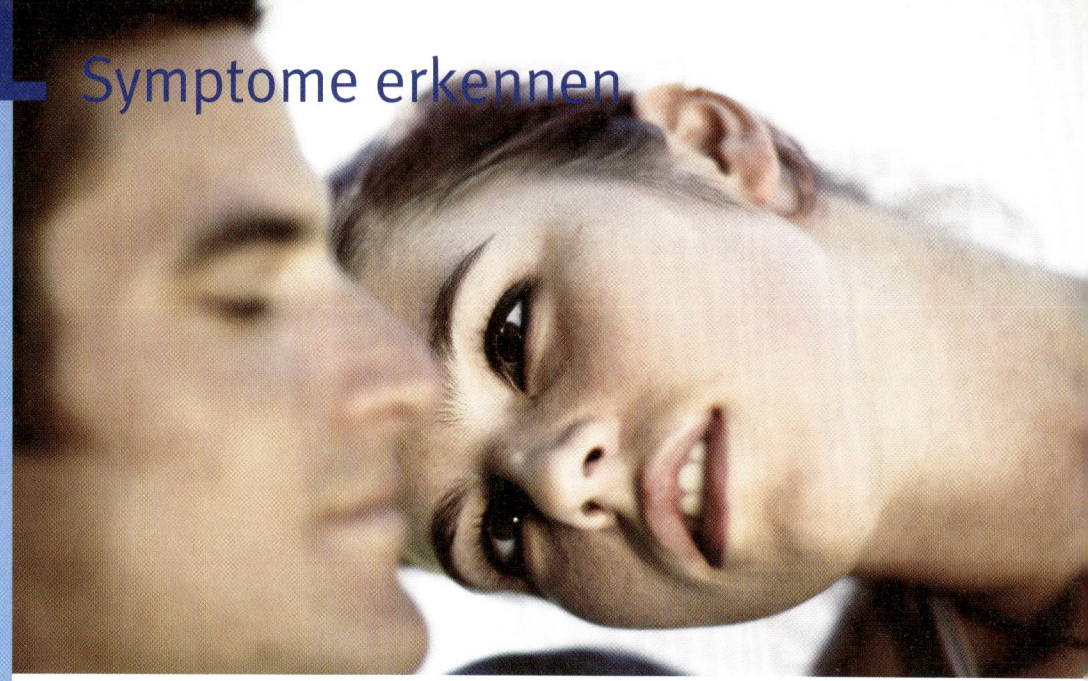

Weitere mögliche Folgen

Eine Angststörung verändert nicht nur das Leben des Betroffenen selbst, sondern wirkt sich natürlich auch auf seine Beziehungen zu anderen Menschen aus. Welche Auswirkungen typisch sind, wollen wir im folgenden Text kurz darstellen.

Außerdem sind Menschen, die unter Angststörungen leiden, besonders anfällig dafür, Ihre unerträglichen Ängste mit Alkohol, Drogen oder Medikamenten zu betäuben, was die Situation möglicherweise kurzfristig erträglicher macht, langfristig jedoch keine geeignete Bewältigungsstrategie ist.

Wie kann sich eine Angststörung auf Beziehungen auswirken?

Wer unter einer Angststörung leidet und sich in Beziehungen dadurch abhängiger fühlt, wird eigene Bedürfnisse, die in Richtung Autonomie oder gar Trennung gehen, unterdrücken und nicht an sich heranlassen. Gefühle von Wut oder Trauer, die man sich nicht zugesteht, werden durch diffuses Angsterleben überdeckt. Die Angststörung bestimmt in weiten Teilen, wie viel Nähe man zulässt bzw. welche Distanz überhaupt noch möglich ist. Wenn man die Wohnung nicht mehr allein verlassen kann oder Alleinsein bereits Angst auslöst, ist eine gesunde Nähe-Distanz-Regulation aufgrund der Abhängigkeit nicht mehr möglich. Man selbst übernimmt weniger Verantwortung und vermeidet mögliche Konflikte.

Vermeidungsverhalten bezieht sich auf soziale Situationen, die schon vor der Erkrankung als unangenehm erlebt wurden. Viele Menschen haben ein großes Harmoniebedürfnis, können schlecht »Nein« sagen oder Ärger zum Ausdruck bringen. Ebenso haben viele Menschen nie gelernt, eigene Bedürfnisse und Wünsche zu äußern, unter Umständen nehmen sie diese schon gar nicht mehr wahr. Eine Angststörung kann in der Beziehung dazu führen, dass man mehr Zuwendung und Schonung erfährt. Dem Partner kann das die Gelegenheit geben, sich stark und wichtig zu fühlen. Eine solche Beziehungsdynamik kann die Angststörung sogar aufrechterhalten.

> Eine Angststörung fördert die Abhängigkeit vom Partner und untergräbt die Autonomie.

Eigene Bedürfnisse wahrnehmen und äußern

Bei erfolgreicher Angstbewältigung verändert sich auch die Beziehungsgestaltung. Es geht darum, eigene Bedürfnisse und Grenzen besser wahrzunehmen und diese angemessen zum Ausdruck zu bringen. Wenn man vorher sehr harmoniebedürftig war und sich eher angepasst hat, um

Symptome erkennen

Konflikte zu vermeiden, traut man sich jetzt vielleicht eher zu sagen, dass man sich ärgert oder verletzt fühlt. Gefühle von Wut oder Trauer werden differenzierter wahrgenommen und ausgedrückt, die Beziehungsgestaltung wird flexibler.

Wenn Sie Ihre Ängste überwinden und selbstständiger werden, wird sich dies auch auf Ihre Beziehung und Ihren Partner auswirken.

Das ist am Anfang gar nicht so leicht und kann in der Beziehung durchaus zu Turbulenzen führen. Vielleicht fühlt sich der Partner jetzt weniger gebraucht oder hat Verlustängste. Durch die gewonnene Autonomie der bisher durch die Ängste abhängigen Person muss die Beziehung neu definiert werden. Um neue Erfahrungen zu machen und sich weiterzuentwickeln, muss man unter Umständen auch Gefühle wie Einsamkeit, Ohnmacht oder Versagen ertragen. Mit zunehmendem Vertrauen in sich und andere werden solche unangenehmen Gefühle allerdings weniger, die Selbstwirksamkeit steigt.

»Betäubung« mit Medikamenten, Alkohol oder Drogen

Es besteht ein enger Zusammenhang zwischen Angststörungen und Suchterkrankungen. Medikamente, Alkohol oder Drogen sind als »Notlösungen« zu sehen, wenn andere Bewältigungsstrategien noch nicht zur Verfügung stehen. Kurzfristig führen diese Substanzen zur Angstreduktion, Beruhigung oder Betäubung. Stehen andere Einflussmöglichkeiten nicht zur Verfügung, liegen diese Substanzen nahe, sobald Angst aufsteigt. Ohne die entsprechende Substanz wird man sich im Verlauf noch ausgelieferter fühlen.

Bei anhaltendem oder regelmäßig wiederholtem Gebrauch kann sich eine Abhängigkeit entwickeln. Neben der psychischen Abhängigkeit wird sich nach Wochen bis Monaten (je nach Substanz) auch eine körperliche Abhängigkeit entwickeln mit Entzugssymptomen bei Weglassen oder Reduktion der Substanz. Die kurzfristig positiven Konsequenzen der Einnahme von nicht verordneten (und teilweise leider auch von verordneten) Medikamenten, Alkohol oder Drogen müssen den langfristig negativen Konsequenzen einer Suchterkrankung gegenübergestellt werden.

Ängste kurzfristig aushalten, um sie langfristig zu überwinden

Was sind nun die angemessenen Bewältigungsstrategien? Hier gilt folgendes Prinzip: Es geht darum, mit kurzfristig negativen Konsequenzen umgehen zu lernen, damit es einem langfristig besser gehen kann. In unserem Fall geht es darum, Angst zulassen und aushalten zu lernen bzw. unterstützende Faktoren nutzen zu können. Dies erfordert eine aktive Haltung, die mit Entschlossenheit, Anstrengung und Geduld verbunden ist. Es kostet schon Mühe und Zeit, nicht auf die kurzfristig wirksamen Mittel zurückzugreifen, sondern die langfristig wirksamen Bewältigungsstrategien einzuüben. Wenn Ihnen das gelingt, wird Ihr Vertrauen in sich und andere wachsen. Neben der konkreten Angstbewältigung geht es im Wesentlichen um ein gutes soziales Netz. Wenn Sie sich total alleingelassen fühlen, werden Sie mangels neuer Erfahrungen Ihre Ängste behalten. Suchtverhalten geht praktisch immer mit einer Vernachlässigung von Sozialkontakten einher und offenbart auch eine mangelnde oder falsche Selbstfürsorge.

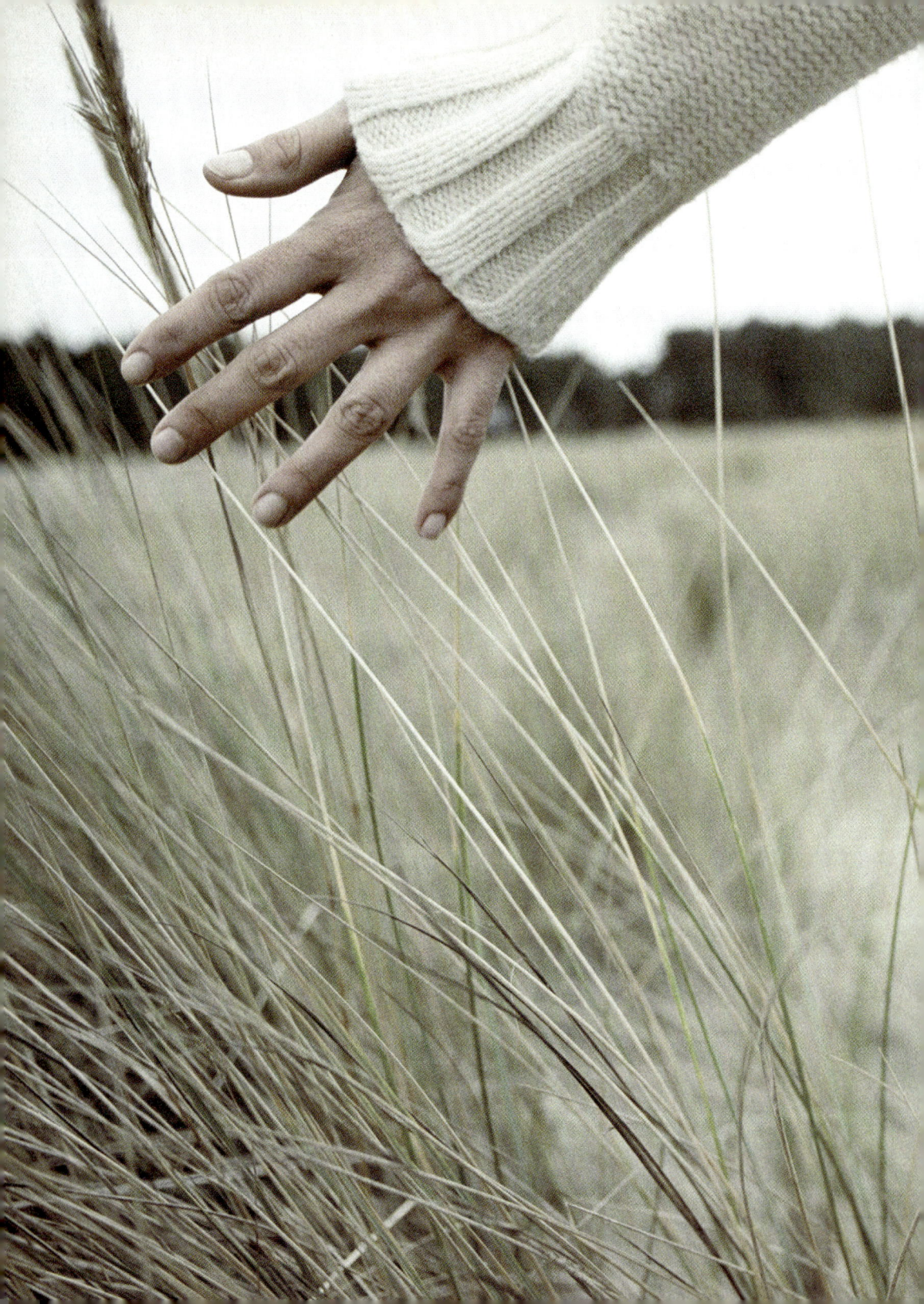

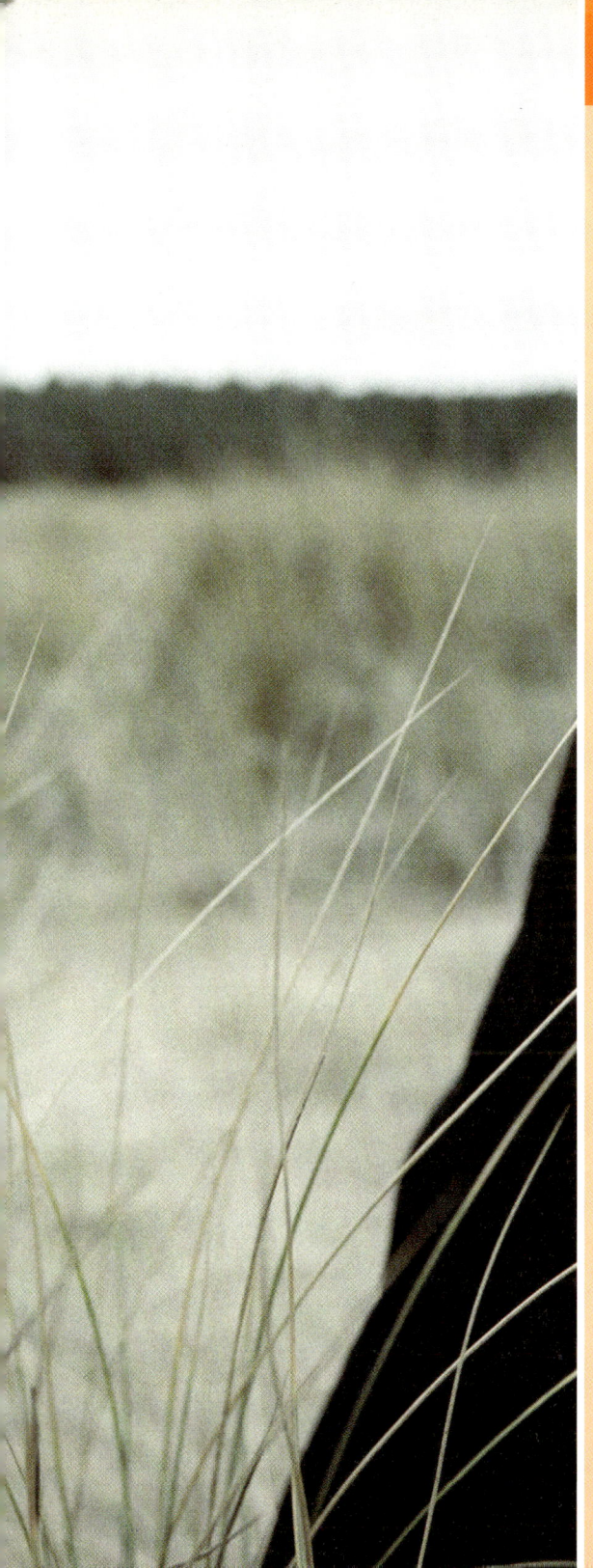

Wie entstehen Ängste?

Angst vor gefährlichen Situationen zu haben und blitzschnell zu reagieren, war im Laufe der Entwicklungsgeschichte von Mensch und Tier schon immer überlebenswichtig. Daher hat die Natur sichergestellt, dass sich Ängste in unser Gehirn tief einbrennen und auf keinen Fall »einfach vergessen« werden. Um nun eigene, übertriebene Ängste, die das Leben behindern, wieder loszuwerden, ist es hilfreich für Sie, die biologischen Mechanismen zu kennen, die dahinterstecken.

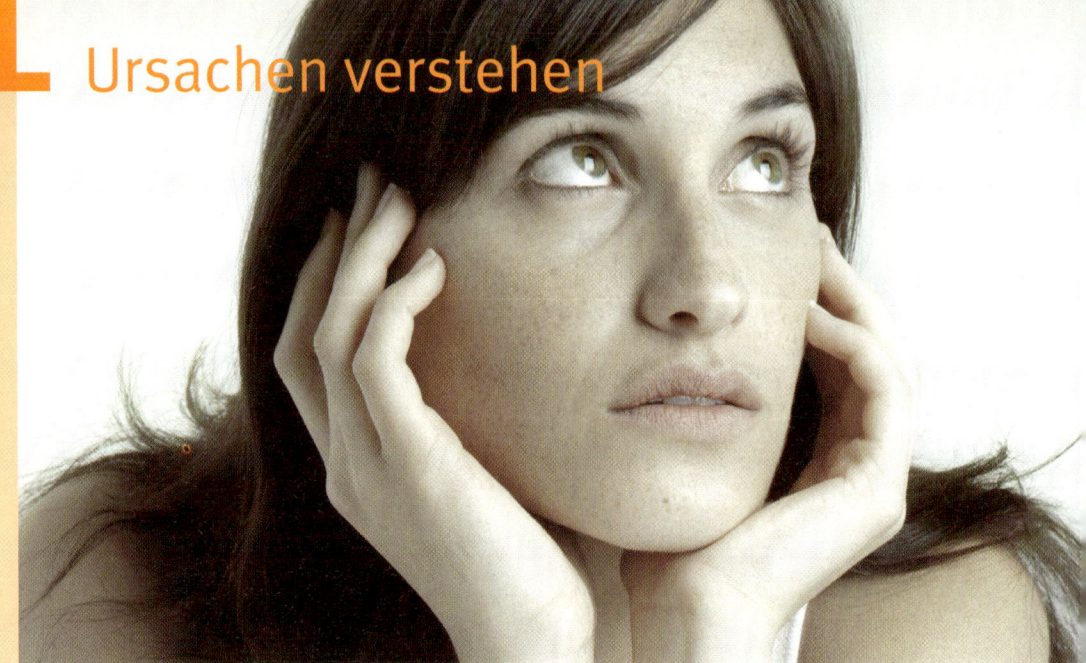

Auslöser der Angst

Zunächst einmal ist es wichtig, die positive Bedeutung der Angst zu erkennen: Die Angst kann sehr wichtig, ja sogar lebenswichtig sein: Die Angst der Maus vor der Katze als ihrer natürlichen Feindin kann ihr Überleben sichern. Für die Maus ist sogar ganz besonders wichtig, dass sich die Angst sehr schnell entwickelt und sie nicht erst häufige (negative) Erfahrungen mit Katzen machen muss. Außerdem ist wichtig, dass diese Angst möglichst lebenslang erhalten bleibt.

Ähnlich ist es bei uns Menschen: Es ist wichtig, dass Kinder Gefahren recht schnell erkennen und künftig vermeiden lernen. Eltern bemühen sich häufig, ihren Kindern beizubringen, welche Situationen gefährlich sind, wie sie vermieden oder bewältigt werden können und auch welche Möglichkeiten existieren, mit solchen Herausforderungen umzugehen.

Die Angstgedanken verselbstständigen sich

Anfänglich sind die Auslöser von Angstsymptomen häufig tatsächliche Gefahren. Durch die Assoziation mit diesen tatsächlichen Gefahren können aber alle äußeren und inneren Signale selbst Auslöser der Angstsymptome werden. Dieser Mechanismus wird zum Thema »Angstgedächtnis« (siehe S. 61 ff.) näher ausgeführt.

Bei der Panikstörung ist bekannt, dass über 90 % der Betroffenen ihren ersten Panikanfall an einem öffentlichen Ort erlitten haben. In den meisten Fällen geht die Panikstörung mit einer Agoraphobie einher, also dem gezielten Vermeiden bestimmter Situationen, wie zum Beispiel öffentlicher Orte. Das wesentliche Leiden wird in der Mehrzahl der Fälle jedoch nicht nur durch die aktuellen Panikanfälle bestimmt, sondern insbesondere durch das entstehende Vermeidungsverhalten, den Rückzug und die zunehmende gedankliche Beschäftigung mit der Angst.

Bei fast allen Angsterkrankungen spielen die ursprünglichen Gefahren eine nur noch untergeordnete Rolle. Unser Denken, Wahrnehmen, Fühlen und Verhalten im Zusammenhang mit der Angst verselbstständigt sich immer mehr und halten die Angstsymptomatik aufrecht.

INFO

Auslösende und aufrechterhaltende Faktoren

Wichtig für das Verständnis und die Behandlung der Angstsymptome ist, dass die ursprünglichen Auslöser für die aktuelle Angstsymptomatik in vielen Fällen weniger bedeutsam sind als die aktuellen aufrechterhaltenden Faktoren. Eine intensive Beschäftigung mit den ursprünglichen Auslösern führt deshalb häufig nicht zu einer schnellen Veränderung der Symptome.

Aus diesem Grund zielen die auch in diesem Buch vorgeschlagenen Übungen insbesondere darauf ab, aufrechterhaltende Faktoren zu erkennen und zu verändern. Da die meisten dieser aufrechterhaltenden Faktoren Gewohnheitsbildungen umfassen, ist es das Hauptanliegen dieses Buches, Gewohnheiten zu erkennen und zu verändern. Ungünstige Gewohnheiten sollen geschwächt, günstige Gewohnheiten dagegen im Alltag gestärkt werden.

Ursachen verstehen

Die Bewertung der Angstsituation ist wichtig

Die Angstreaktion setzt sich aus mehreren Komponenten zusammen. Eine wesentliche Rolle spielen die Gedanken und Bewertungen in der Angstsituation.

Die Bewertung der Situation als bedrohlich beeinflusst direkt auch körperliche Reaktionen und deren Ausprägung. Aus diesem Grund ist es für die Angstbewältigung wichtig, solche Gedanken zu erkennen und durch »Gegenübungen« auch zu verändern.

Typische Bewertungen und Gedanken in Angstsituationen:
- »Jetzt passiert es mir wieder.«
- »Ich bin jetzt wieder eingeengt, kann nicht fliehen, bin der Situation gänzlich ausgeliefert.«
- »O Gott, hoffentlich geht das bald vorüber.«
- »Mir geht es elend, ich spüre die Panik in mir hochkommen. Ich selbst kann mir jetzt nicht mehr helfen.«
- »Hoffentlich merken die anderen nicht, wie es mir jetzt geht.«

Auch unsere Beziehungserfahrungen spielen eine Rolle

Ob eine Belastung als kontrollierbar oder unkontrollierbar wahrgenommen wird, hängt von den Vorerfahrungen ab, die jeder Mensch im Laufe seines Lebens gemacht hat. Bei diesen Erfahrungen handelt es sich in erster Linie um Beziehungserfahrungen mit anderen Menschen. Jede Veränderung in unseren Beziehungen zu anderen Menschen kann unkontrollierbare Angst auslösen. Verletzungen durch andere Menschen erschüttern unser Vertrauen, und

ÜBUNG

Hilfreiche Gedanken bei einer Angstattacke

Hilfreiche Gedanken und Bewertungen in Angstsituationen können zum Beispiel sein:

- »Jetzt bin ich mal gespannt, was kommt.«
- »Ich kann lernen, auf die Situation Einfluss zu nehmen.«
- »Das gibt mir Gelegenheit, mal eine andere Strategie auszuprobieren.«
- »Das ist jetzt richtig schlimm, aber ich weiß, dass es wieder von alleine aufhören wird.«
- »Auch wenn mir die anderen anmerken, dass es mir schlecht geht, ist das keine Katastrophe.«

Nutzen Sie doch Ihre nächste Angstattacke dazu, einen dieser Gedanken einzusetzen und zu beobachten, was dieser Gedanke mit Ihrer Wahrnehmung und Ihren Gefühlen macht. Vielleicht machen Sie die Erfahrung, dass solche Gedanken Ihre Symptomatik beeinflussen und es Angst reduzierende und ermutigende Gedanken gibt. Wenn Sie wollen, können Sie sogar ganz systematisch verschiedene Gedanken ausprobieren und in ihrer Wirkung auf die Angst miteinander vergleichen.

die Erinnerung daran wird über lange Zeit gespeichert und kann schon bei geringfügigen Anlässen wieder aktiviert werden. Umgekehrt nutzen wir die Sicherheit unserer bisherigen Erfahrungen, um die Angst und die unkontrollierbare Stressreaktion zu unterdrücken. Von Geburt an suchen wir die Nähe und Geborgenheit der Bezugspersonen. Angst aktiviert immer auch unser Bindungssystem, also unser Bedürfnis nach Schutz und Sicherheit. Das Gefühl, nicht allein zu sein, wirkt der Angst direkt entgegen. Allerdings kann sich daraus auch die Angst entwickeln, die Bezugsperson, das, was man liebt, wieder zu verlieren.

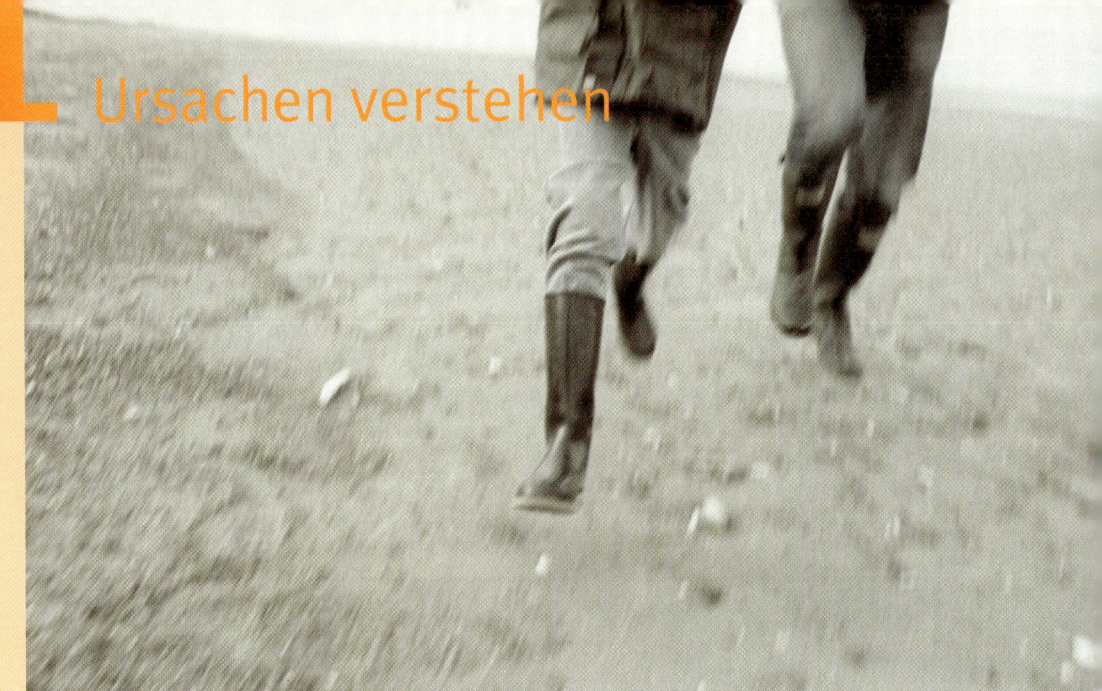

Körperliche Reaktionen

Weil die Angst eine lebenserhaltende Funktion haben kann, existieren biologische Angstprogramme, die den Organismus auf Kampf, schnelle Flucht oder auch auf das »Totstellen« vorbereiten.

Unser biologisches Angstprogramm

Diese biologischen Angstprogramme rufen körperliche Reaktionen hervor, die fast alle Betroffenen kennen.

Das schnell schlagende Herz ist eine wichtige Komponente der körperlichen Angstreaktion, da es den Organismus auf gute Durchblutung der Muskulatur und somit auf optimale Fluchtmöglichkeiten vorbereitet. Ebenso führt das Schwitzen der Hände (und Fußsohlen) dazu, dass die Reißfestigkeit der Haut besser wird und sich die Voraussetzungen für das Klettern auf Bäume und somit für die Flucht verbessern. Diese biologischen Angstprogramme unterstützen demnach die Fluchtmöglichkeiten wirksam und können somit unter natürlichen (Urwald-)Bedingungen das Überleben sichern.

Der Totstellreflex

Der nebenstehende Bericht von Frau R. beinhaltet klassische Anteile des »Totstellreflexes«: Sie fühlt eine Lähmung und absolute Unterdrückung jeder Bewegung. Außerdem spürt sie, wie sich ihre Aufmerksamkeit von sich selbst wegbewegt und sie mental ihren Körper quasi verlässt. Diese Symptome der »Depersonalisation« und der »Derealisation« stellen eine geistige und gefühlsmäßige Flucht- und Vermeidungsstrategie dar.

Frau R. berichtet, dass sie die lähmende Angst in Situationen empfindet, in denen sie fremden Männern begegnet und wenig eigene Kontrollmöglichkeiten über die aktuelle Situation wahrnimmt. Das Gefühl der lähmenden Angst trat bei Frau R. häufig auch dann auf, wenn tatsächlich keinerlei Gefahr bestand und sie selbst in ihren Gedanken von einer Harmlosigkeit der Situation ausging. Das Angstgefühl war für Frau R. nicht kontrollierbar und auch nicht durch ihre Gedanken und vernunftmäßigen Einschätzungen zu begrenzen. Sie fühlte sich der Angst relativ schutzlos ausgeliefert.

AUS DEM LEBEN

»Mein Herz schlägt schnell und heftig«

Frau L. berichtet: »Wenn ich meine Wohnung verlasse, kommt regelmäßig große Angst in mir hoch, und ich spüre, dass mein Herz schnell und heftig schlägt, so dass ich es im Hals spüre. Gleichzeitig werden meine Hände vor Schweiß feucht und ich beginne zu zittern. Alles in mir drängt danach, sofort wieder zurück in die Wohnung zu gehen und die Sicherheit aufzusuchen.«

AUS DEM LEBEN

»Mich überfällt ein Gefühl der absoluten Lähmung«

Frau R. berichtet: »Immer dann, wenn ich mich mit einem fremden Mann in einem engen Raum, wie z. B. einem Aufzug, befinde, überfällt mich ein Gefühl der absoluten Lähmung. Ich fühle mich dann nicht mehr in der Lage, mich zu bewegen, einen klaren Gedanken zu fassen oder angemessen zu reden. Es nimmt mir förmlich die Luft und es kann sein, dass ich gar nicht mehr richtig atmen kann. Irgendwie nehme ich mich selbst dann auch nur noch aus der Ferne wahr und habe das Gefühl, gar nicht mehr selbst in meinem Körper zu stecken.«

55

Ursachen verstehen

Unsere körperlichen Stressreaktionen

Dieses Beispiel zeigt, dass die Angstreaktion rational nicht einfach beeinflussbar ist. Sie ist tief verankert und wird regelmäßig durch bestimmte Charakteristika hervorgerufen.

Körperliche Stressreaktionen sind fast immer wichtige Bestandteile der Angst. Um eine bedrohliche Situation zu überstehen, stellt sich der Körper darauf ein, entweder zu kämpfen oder zu fliehen oder, wenn beides auf den ersten Blick nicht möglich erscheint, sich tot zu stellen. Um möglichst gut auf Kampf oder Flucht eingestellt zu sein, mobilisiert der Körper seine Energiereserven. Somit ist die körperliche Stressreaktion eine Notfallreaktion, die es dem Körper ermöglicht, sich auf eine bedrohliche Situation einzustellen und ihr mit entsprechenden Verhaltensweisen zu begegnen.

Das autonome Nervensystem steuert die Stressreaktion

Diese Stressreaktionen werden ohne unsere willkürliche Entscheidung gesteuert: Wir können sie nicht direkt beeinflussen, denn sie werden durch das »autonome Nervensystem« (bedeutungsgleich mit dem vegetativen Nervensystem) gesteuert. Das autonome Nervensystem wird wiederum in den sympathischen und parasympathischen Teil unterteilt. Während der sympathische Teil des vegetativen Nervensystems für die Mobilisierung von Energie verantwortlich ist und damit im Extremfall Kampf- und Fluchtreaktionen ermöglicht, ist der parasympathische Teil für die Einspeicherung von Energie und die Wiederherstellung der Kräfte zuständig.

Menschen unterscheiden sich voneinander in dem Ausmaß, wie stark die Teile des vegetativen Nervensystems aktivierbar sind. Bei manchen Menschen sind die sympathisch gesteuerten Komponenten der Angstreaktion besonders leicht auslösbar und besonders ausgeprägt. In einer klassischen Prüfungssituation reagieren diese mit einer sehr deutlichen Steigerung von Herzfrequenz und Blutdruck. Bereits wenig intensive Belastungen führen zu einer ausgeprägten körperlichen Angstantwort. Wird diese körperliche Reaktion als bedrohlich wahrgenommen und bewertet, steigt die Angst im Sinne des Angst-Teufelskreises weiter an und ist damit ein Angst fördernder Faktor.

INFO

Die kontrollierte Stressreaktion

Wenn wir eine aktuelle Belastung als Herausforderung erleben, weil wir über die notwendigen Bewältigungsfähigkeiten verfügen, wird im Körper eine kontrollierte Stressreaktion ausgelöst. Wenn wir die Situation gemeistert haben, wachsen unser Vertrauen und unsere Selbstwirksamkeitserwartung.

Während der belastenden Situation bringt das Gehirn bestimmte Signalstoffe in Umlauf: Stresshormone wie Adrenalin und Noradrenalin sorgen dafür, dass unser Herz schneller schlägt, wir schneller atmen. Oberflächliche Blutgefäße verengen sich, Blutgefäße, die die Muskulatur versorgen, erweitern sich, der Blutdruck steigt. Die Durchblutung der Muskulatur nimmt zu, damit werden Energie und Sauerstoff bereitgestellt. Der Körper stellt sich auf Kampf oder Flucht ein und ist auf große Kraftanstrengungen vorbereitet.

Durch die vermehrte Durchblutung entsteht Wärme; die Schweißdrüsen an den Handinnenflächen werden aktiviert.

Trotz des Angstschweißes werden wir womöglich blass und haben kalte Hände und Füße. Wenn sich die ganz feinen Blutgefäße verengen, kommt an der Körperoberfläche nicht mehr viel Blut an. Somit kommt es in der Stressreaktion zu einer Umverteilung des Blutes (»Zentralisierung«): Während die Durchblutung von Herz, Lunge, Arm- und Beinmuskulatur sowie Gehirn steigt, sinkt sie in den Verdauungsorganen, Sexualorganen und allem, was in der akuten Situation nicht so wichtig ist.

Nach der Belastungssituation sinken die Stresshormone wieder, der Blutdruck geht runter, Herzschlag und Atmung normalisieren sich. Verdauungs- und Sexualorgane sowie die Haut werden wieder besser durchblutet, der Körper erholt sich. Wir können wieder essen und schlafen und uns im Sinne der Arterhaltung fortpflanzen. Diese Prozesse haben sich im Verlauf der Evolution entwickelt und kommen in allen Kulturen ebenso wie im Tierreich vor.

Ursachen verstehen

Die Stresshormone beschleunigen das Lernen

Die Stresshormone Adrenalin und Noradrenalin haben nicht nur eine Bedeutung für die sofortige Reaktionsbereitschaft des Organismus. Unter dem Einfluss von Adrenalin und Noradrenalin werden wir wachgerüttelt, was uns ermöglicht, Neues schnell und effizient zu lernen. Die Verschaltungen zwischen den Nervenzellen im Gehirn, mit denen wir eine Belastung erfolgreich bewältigen, werden »gebahnt« und bei erneuten Bedrohungen schneller nutzbar gemacht. Wir brauchen also die Angst und die dadurch ausgelöste Stressreaktion, um Neues dazuzulernen und um uns veränderten Lebensbedingungen anzupassen.

Was passiert bei einer unkontrollierbaren Situation?

Was passiert, wenn die Stressreaktion als unkontrollierbar erlebt wird? Tritt eine bedrohliche Situation auf, die so noch nicht da gewesen ist, funktionieren bisherige Auswege nicht. Mit den bisherigen Bewältigungsstrategien ist

---

INFO

Unkontrollierte Stressreaktion

Während der unkontrollierten Stressreaktion wird das Stresshormon Cortisol ausgeschüttet, was zu einer tiefer greifenden Stressreaktion führt als das Adrenalin. Es kommt zu Gefühlen von Ohnmacht, Hilflosigkeit und Verzweiflung. Ist kein Ausweg möglich und schlägt die Angst in ohnmächtige Wut und Verzweiflung um, wird das Vertrauen in die eigene Selbstwirksamkeit sinken.

Durch die anhaltende Anflutung von Stresshormonen, insbesondere Cortisol, wird das Immunsystem unterdrückt. Wir kennen Cortison auch als Medikament bei der Behandlung von Erkrankungen, bei denen das Immunsystem überschießt und den eigenen Körper angreift (z.B. Allergien, Asthma bronchiale). In diesen Fällen ist eine Unterdrückung des Immunsystems erwünscht, um den Entzündungsprozess zu durchbrechen. Im Gehirn führt Cortisol zum Untergang von Nervenzellen. Bereits ausgebildete Strukturen und Spezialisierungen können wieder aufgelöst werden. Darin liegt allerdings auch die Chance, neue Wege zu bahnen.

die Situation nicht kontrollierbar. Sieht man keine Möglichkeit, durch eigenes Handeln eine Lösung herbeizuführen, kommt es zur unkontrollierten Stressreaktion.

Stellen Sie sich vor, jemand war immer leistungsfähig und erfolgreich im Beruf und hat darüber andere Lebensbereiche vernachlässigt (z. B. Hobbys, Sozialkontakte). Jetzt ändert sich plötzlich die Lebenssituation durch eine körperliche Erkrankung. Das bisherige Lebenskonzept passt nicht mehr. Nun geht es darum, eingefahrene Verhaltensweisen zu verlassen und einen geeigneteren Weg zu finden. Wird diese Chance genutzt, kann eine anfangs unkontrollierbare Stressreaktion kontrollierbar gemacht werden. Im negativen Fall führt das Festhalten am bisherigen Lebenskonzept zu einer Einengung des Denkens, Fühlens und Handelns. Dauert die unkontrollierte Stressreaktion zu lange an, wird sie zu einer wachsenden Gefahr für unsere geistige, emotionale und körperliche Integrität.

Sich der Angst stellen

Um tiefere Beziehungen zu anderen Menschen eingehen zu können, brauchen wir sogar das noradrenerge System, das bei der kontrollierten Stressreaktion aktiviert wird. In immer neuen Beziehungen zu anderen Menschen lernen wir verschiedene Wege des Denkens, Fühlens und Handelns und werden auf Veränderungen der Lebenssituation flexibler reagieren können. Wenn wir starr und unachtsam werden, brauchen wir manchmal auch die unkontrollierte Stressreaktion mit den Gefühlen von Verzweiflung und Ohnmacht, die eingefahrene Bahnen »wegspült« und Platz für neue Wege macht. So soll uns die Stressreaktion nicht krank, sondern offen für Veränderungen machen. Krank werden wir, wenn wir die Herausforderungen des Lebens vermeiden. Haben Sie den Mut, die Angst zuzulassen und sich auch Gefühle von Ohnmacht zuzugestehen!

Wichtig

Wer offen bleibt und möglichst früh erkennt, wenn Lebensverhältnisse sich zu verändern beginnen, kann gemeinsam mit anderen Menschen neue Wege finden.

Ursachen verstehen

Nehmen Sie Ihre Angst bewusst wahr

Wenn Sie, liebe Leserin, lieber Leser, verstehen, warum und wie eine Stressreaktion abläuft, ist das bereits der erste Schritt, um auch körperliche Reaktionen kontrollierbarer zu machen. Ein weiterer ist die achtsame Wahrnehmung im Hier und Jetzt. Dazu gehört, dass Sie die Situation, in der Sie sich befinden, so bewusst wie möglich mit allen Sinnesorganen wahrnehmen und realistisch einordnen. Achtsame Wahrnehmung macht die Situation kontrollierbarer und verhindert Derealisationserleben. Die bewusste Wahrnehmung des Körpers und auch seiner Reaktionen auf Angst wirkt dem Depersonalisationserleben entgegen. Wie zuvor bereits erwähnt, verstärken Gedanken und Gefühle der Unwirklichkeit die Angst. Bei der folgenden Übung geht es darum, den Körper bewusst wahrzunehmen und sich auch dem Gefühl Angst zu stellen. Vielleicht können Sie durch Ihre Vorstellungskraft Einfluss auf Ihr Erleben von Angst nehmen und die Angst damit kontrollierbarer machen.

ÜBUNG

Körperliche Wahrnehmung der Angst

Versuchen Sie, mit Ihrer Aufmerksamkeit zu sich und Ihrem Körper zu gehen und möglichst weg von den Außenreizen.

Wenn Sie möchten, schließen Sie die Augen.

Nehmen Sie zunächst wahr, dass Sie atmen und Ihr Körper dabei Bewegungen macht. Spüren Sie, wie sich Ihr Brust- und Bauchraum beim Einatmen heben und beim Ausatmen wieder senken. Nehmen Sie diese Atembewegungen zunächst einige Momente wahr.

Denken Sie dann daran, was Ihnen derzeit Angst macht. Können Sie die Angst als Körpergefühl spüren? Wo im Körper nehmen Sie die Angst wahr? Hat sich Ihre Atmung verändert? Versuchen Sie der Angst eine Form oder Gestalt zu geben. Wie groß ist die Angst? Hat sie eine Farbe? Versuchen Sie der Angst ins Gesicht zu sehen. Was möchten Sie mit dem Gefühl Angst machen? Möchten Sie die Angst schrumpfen lassen, ihr eine Begrenzung geben oder sie verpacken? In Ihrer Vorstellung können Sie die Angst verändern. Sie machen etwas mit der Angst, nicht umgekehrt.

Beenden Sie die Übung, indem Sie die Augen wieder öffnen und sich im Hier und Jetzt orientieren. Erden Sie sich, indem Sie bewusst den Boden unter Ihren Füßen spüren.

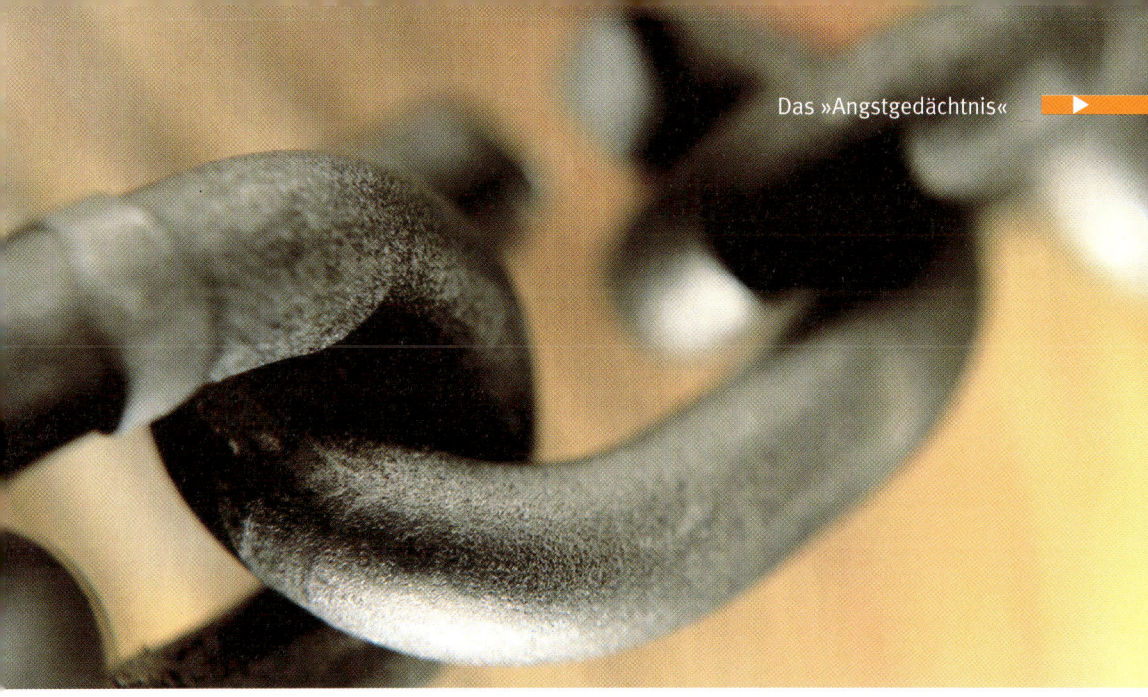

Das »Angstgedächtnis«

Wenn man das Wesen und die Gesetzmäßigkeiten der Angst verstehen möchte, hilft es, die Arbeitsweise des Gehirns in groben Zügen zu verstehen. Die Hirnforschung und die Verhaltensneurobiologie haben in den letzten Jahren wichtige Erkenntnisse gewonnen, die für die Entstehung und Aufrechterhaltung psychischer Erkrankungen wie auch der Angsterkrankungen wichtig sind.

INFO

Angst entsteht im Gehirn

Früher dachte man, dass sich das Gehirn im Erwachsenenalter nicht mehr großartig verändern würde. Heute weiß man, dass das Gehirn nicht statisch, sondern ein Leben lang veränderbar, also plastisch, ist. Das Gehirn können wir uns als ein großes Netzwerk vorstellen, bestehend aus ungefähr 100 Milliarden Nervenzellen.

Mit unseren Sinnesorganen nehmen wir uns selbst und unsere Umwelt wahr. Um uns vor ständiger Reizüberflutung zu schützen, verfügt das Gehirn über unterschiedliche Filter. Manche Menschen sind sensitiver als andere und nehmen viel und intensiv wahr. Das ist durchaus eine Fähigkeit, kostet aber auch Kraft und kann zur Überforderung führen. Wer eine hohe Sensitivität für alle möglichen Reize hat, kann auch empfänglicher für Angstsymptome sein. So wird die Stressreaktion durch Überreizung leichter gebahnt, das Erregungsniveau ist erhöht.

Jede Erfahrung verändert unsere Nervennetzwerke

Mit jeder neuen Erfahrung lernen wir dazu – Lernen erfolgt also lebenslang. Lernen beeinflusst und verändert das Gehirn. Mit zunehmendem Alter und wachsender Lebenserfahrung werden neue Wissensinhalte in bereits vorhandene Netzwerke eingeordnet: An ein vorhandenes Wissensnetz werden zusätzliche Knoten geknüpft, zwischen den Milliarden Nervenzellen verändern sich ständig Verbindungen. Wie dicht einzelne Netzwerke sind, hängt von den Erfahrungen ab, die man macht. Ein Pianist entwickelt durch viel Übung sehr dichte Netzwerke in Bezug auf Hören, Emotionalität, Feinmotorik der Finger usw. Ein Sportler trainiert nicht nur die Muskeln, sondern bildet entsprechende Fähigkeiten auch im Gehirn in Form von Netzwerken ab. Wenn jemand im Erwachsenenalter erblindet, versucht das Gehirn, den fehlenden Sehsinn durch Verbesserung anderer Sinnesqualitäten wie Hören oder Tasten auszugleichen. Das zeigt die Plastizität des Gehirns auf eindrucksvolle Weise.

Je häufiger ein Nervennetz aktiviert wird, umso stabiler wird es

Eine nächste Eigenschaft dieser Nervennetze des Gehirns ist für Angstsymptome bedeutsam: Je häufiger das Nervennetz aktiviert wird, umso stabiler wird es. Ein stabiles Netzwerk wiederum ist schwerer veränderbar und tendiert eher dazu, noch größer zu werden und immer häufiger aktiviert zu werden. Wird das Angstnetz häufig aktiviert, ist die Wahrscheinlichkeit groß, dass es auch dann aktiviert wird, wenn (zufällig) andere Nervennetze aktiv sind. Passiert eine solche (zufällig) gleichzeitige Aktivierung mehrfach, wird auch dieses neue Nervennetz an das Angstnetz angedockt. Im Ergebnis ist das Angstnetz erneut vergrößert worden.

Reizgeneralisierung

Die Lernpsychologie spricht hierbei von einer »Reizgeneralisierung«: Immer mehr unterschiedliche Reize (zum Beispiel Situationen, Gedanken) sind in der Lage, die ursprüngliche Reaktion (zum Beispiel Angst, Schmerz) hervorzurufen.

Genau diese Reizgeneralisierung ist ein typisches Merkmal bestimmter Angsterkrankungen. Beispielsweise ist die generalisierte Angststörung dadurch gekennzeichnet, dass Symptome der Angst und Symptome einer hohen Anspannung in ganz unterschiedlichen Situationen bestehen. Auch eine fortgeschrittene Agoraphobie ist dadurch gekennzeichnet, dass recht viele Situationen die Angst auslösen und deshalb vermieden werden.

Stärkung und Schwächung des Angst-gedächtnisses
Jeder einzelne Gedanke, jede Befürch-tung, jede Handlung, die im Zusammen-hang mit Angst Raum eingeräumt be-kommt und sich ausweiten darf, stärkt das Angstgedächtnis, sofern man sich in den Strukturen und Gewohnheiten des bisherigen Angstgedächtnisses bewegt. Ändert man dagegen etwas Entscheiden-des, so kann ein angstbezogener Gedan-ke oder eine angstbezogene Handlung das Angstgedächtnis sogar schwächen. Dies geschieht zum Beispiel bei der ver-haltenstherapeutischen Expositionsbe-handlung: Veränderte Abläufe können das Angstgedächtnis schwächen und so-mit hilfreich sein.

Dieses Wissen kann die Phantasie an-regen und dazu ermutigen, eine gewisse Experimentierfreude im Umgang und in der Veränderung des Angstgedächtnis-ses zu entwickeln.

Machen Sie sich zunächst bewusst, dass das Gefühl Angst ursprünglich ein wichtiges Signal darstellt, um uns vor Ge-fahren zu warnen und uns entsprechend zu schützen. Ge-fahrensituationen und die damit verbundene Angst werden besonders gut abgespeichert und erinnert. Dabei müssen Erinnerungen gar nicht immer bewusst sein. Es ist durch-aus möglich, dass man sich gar nicht mehr an die ursprüng-liche Situation erinnert, aber das Gefühl Angst und die ent-sprechende Körperreaktion intensiv abgespeichert hat.

Wie entsteht ein Angstnetzwerk?

Ein kleines Kind, das noch nicht sprechen und folglich die Situation gar nicht als Gedanken und sprachlichen Wis-sensinhalt abspeichern kann, wird sich gut daran erin-nern, dass es sehr wehgetan hat, als es auf die heiße Herd-platte gefasst hat. Auch wenn es die Situation nicht be-wusst verstanden hat, wird es in der Folge die Herdplatte, vielleicht sogar die Küche, meiden oder entsprechend mit Angst darauf reagieren. Stellen wir uns mal folgendes Szenario vor: Das Kind hat sich an der heißen Herdplatte verbrannt und muss zur Behandlung ins Krankenhaus. Die

Ursachen verstehen

Wichtig

Ein perfektioniertes Vermeidungsverhalten sowie häufiges und intensives Angsterleben vergrößern das »Angstnetzwerk« und blockieren neue Erfahrungen. Die Angst wird im Denken, Fühlen und Handeln immer größer, das entsprechende Netzwerk weitet sich aus.

Eltern sind in heller Aufregung und möchten verhindern, dass so etwas noch einmal passiert. Sie versuchen dem Kind klarzumachen, dass die Küche gefährlich ist. Stellen Sie sich weiter vor, dass das Kind darin unterstützt wird, die Küche nicht mehr zu betreten und in einem anderen Raum zu essen. Zunehmende Vermeidung wird verhindern, dass das Kind neue und bessere Erfahrungen machen kann: Zum Beispiel, dass es in der Küche gemütlich ist, dass man den Erwachsenen beim Kochen zuschauen kann und mit der Zeit sogar lernen kann, selbst zu kochen und mit heißen Herdplatten umzugehen.

Das folgende Beispiel verdeutlicht, wie die beschriebenen Funktionen des Gehirns ablaufen können und die Ausweitung der Angstsymptomatik begünstigen:

AUS DEM LEBEN

Herzrasen als vermeintlicher Vorbote eines Herzinfarkts

Frau G. ist am Abend in ihrer Wohnung damit beschäftigt, noch ein paar Akten zu lesen, die sie am Tag nicht mehr bearbeiten konnte. Bestimmte Ereignisse der aktuellen Umgebung (z. B. Straßenlärm) nimmt sie gar nicht bewusst wahr: Ihre Aufmerksamkeit ist auf den Akteninhalt gerichtet. Trotz der Konzentration auf die Akten nimmt sie plötzlich wahr, dass ihr Herz schneller und stärker schlägt. Die Aufmerksamkeit ist nun ganz auf das Herz gerichtet, sie kann sich nicht mehr auf den Akteninhalt konzentrieren.

Da sie sich mit der Gefahr und den Vorboten eines Herzinfarktes in der jüngeren Vergangenheit intensiv beschäftigt hat, misst sie dieser Wahrnehmung eine hohe Wichtigkeit zu. Ihr Gefühl sagt ihr, dass Gefahr im Verzug ist. Regelrecht automatisierte Gedanken laufen in ihr ab: Sie bewertet die Wahrnehmung des Herzrasens als massive Bedrohung und empfindet Todesangst. Sie kann nicht mehr klar denken und hat nur noch im Sinn, einen Notarzt zu rufen.

Nach erfolgter Krankenhauseinweisung, Abklärung der Symptomatik, Entlassung ohne Hinweis auf eine Gefahr erlebt Frau G., dass sie selbst keinen Einfluss auf die Symptomatik hatte und selbst bis auf das Hinzuziehen des Notarztes keine Bewältigungsmöglichkeit dieser schwierigen Situation hatte. Weil letzten Endes keine organische Verursachung der Symptome gefunden wurde, erlebt sie sich als hilflos. Sie hat nicht das Gefühl, bei einem nächsten ähnlichen Ereignis bessere Bewältigungsstrategien nutzen zu können, so dass ihre Angst vor einem ähnlichen Ereignis noch größer wird.

Viele Betroffene berichten, dass es irgendwelche Gedanken oder Situationen gibt, die bei ihnen relativ unmittelbar Symptome ihrer Angst hervorrufen. So kann es beispielsweise vorkommen, dass bereits der Geruch einer Zahnarztpraxis genügt, die Erinnerung an möglicherweise schmerzhafte Zahnbehandlungen sehr lebhaft werden zu lassen und ein »ungutes« Gefühl oder sogar Angst hervorzurufen. Der Praxisgeruch ist Teil eines Schmerz- und Angstnervennetzes geworden. Symptome von Angst und vielleicht sogar auch konkrete Wahrnehmung von Schmerz werden hervorgerufen, wenn bereits ein Teil dieses Nervennetzes aktiviert wird.

Zum Verständnis der Nervennetze ist noch wichtig, dass ganz unterschiedliche psychische Vorgänge Teil der Netze werden können: wahrgenommene Situationen, Gedanken, andere Gefühle, wahrgenommene Körpervorgänge, körperliche Reaktionen, Befürchtungen.

Dieses Angstgedächtnis ist ganz ursächlich für die Angstsymptomatik und auch deren Gesetzmäßigkeiten verantwortlich. Lässt man zu oder fördert gar, dass das Angstgedächtnis stabiler und immer größer wird, breiten sich auch die Angstsymptome immer mehr aus (Reizgeneralisierung, siehe S. 62), verselbstständigen sich und geben der Angst einen immer größeren Raum. Häufig passiert in der Folge dieses sich ausbreitenden Angstgedächtnisses, dass andere Nervennetze und somit psychische Vorgänge zurückgedrängt werden, was zu einer weiteren Symptomverschlechterung führt.

Dieses Bild des Angstgedächtnisses vor Augen zu haben, ist für die Veränderung einer Angststörung (oder deren Therapie) von ganz entscheidender Bedeutung. Deshalb wollen wir Ihnen nahelegen, sich mit dem Angstgedächtnis möglichst konkret auseinanderzusetzen. Alles, was das Angstgedächtnis schwächt, hilft Ihnen und ist Therapie.

Ursachen verstehen

Wie sieht Ihr persönliches Angstnetzwerk aus?

Die Therapie von Angststörungen hat immer eine Veränderung des Angstnervennetzes zum Ziel. Eine solche Veränderung kann umso zuverlässiger erreicht werden, je genauer dieses Netz bekannt ist. Aus diesem Grund laden wir Sie, sofern Sie von einer Angstsymptomatik betroffen sind, ein, Ihr persönliches Angstnetz zu beschreiben und nach dem Muster der Abbildung auch zu Papier zu bringen.

Um Ihnen noch einmal zu verdeutlichen, wie dies konkret geschehen kann, veranschaulichen wir die Geschichte eines Betroffenen als Angstnetzwerk. Dieses Netz kann Ihnen dann als Modell für die Darstellung Ihres eigenen Netzes dienen.

Herr K., ein 56-jähriger Berufsmusiker, berichtet: »In einem bestimmten Konzertsaal, in dem ich viele Konzerte bestreiten muss, sitze ich besonders nahe am Publikum. Ich fühle mich in diesem Konzertsaal ganz besonders stark beobachtet und denke dann ununterbrochen, dass man mir meine Aufregung ansieht. Wenn ich aufgeregt bin, schwitze ich

sehr stark und verspüre einen Hustenreiz, der mich auch während der Aufführungen immer wieder zum Husten zwingt. Inzwischen habe ich vor diesem Konzertsaal so große Angst, dass ich schon dann, wenn ich ihn betrete, schwitze, den Hustenreiz spüre und mir fast nicht vorstellen kann, das nächste Konzert in diesem Raum zu überleben. Die Angst spitzt sich schon so weit zu, dass ich mich jetzt schon wiederholt kurz vor einer Aufführung krank gemeldet habe, um sie zu vermeiden.«

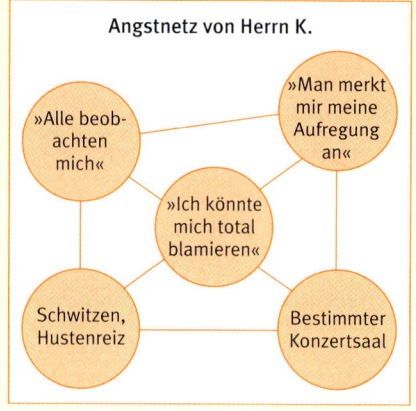

Angstnetz von Herrn K.

»Alle beobachten mich«

»Man merkt mir meine Aufregung an«

»Ich könnte mich total blamieren«

Schwitzen, Hustenreiz

Bestimmter Konzertsaal

Ebenso hilft alles, was andere Gedächtnisinhalte aktiviert. Eine Therapie besteht demzufolge immer aus beidem: der Verkleinerung des Angstgedächtnisses und der Aktivierung und Stabilisierung anderer Gedächtnisse.

Der therapeutische Begriff der »Ressourcenorientierung« meint häufig genau das: Wir wollen Sie ermutigen, sich wieder mehr durch Ihre Stärken und Fähigkeiten leiten zu lassen und diesen Stärken wieder mehr Raum und Zeit einzuräumen, so dass die Nervennetze, die diese Stärken und Fähigkeiten repräsentieren, größer und stabiler werden.

Alle Reize, die in engem zeitlichen Zusammenhang mit der Angst auftreten, können Teil des Angstgedächtnisses werden. Das können Gedanken, Gefühle, Handlungen und Wahrnehmungen sein, die wiederholt mit dem Symptom auftreten oder absichtlich herbeigeführt werden. Gewöhnt sich jemand zum Beispiel an, in der Angsterwartung eine Beruhigungstablette (häufig Benzodiazepin) zu nehmen, wird die Tabletteneinnahme Teil des Angstgedächtnisses, obwohl die Einnahme kurzfristig zu einer deutlichen Symptomverbesserung führt.

Langfristig wird es jemandem, der die beruhigende Erfahrung der Tabletteneinnahme gemacht hat, nahezu nicht mehr möglich sein, ohne diese Tabletten unterwegs zu sein. Deshalb ist es ratsam, alle Handlungen, Gedanken, Gewohnheiten zu erkennen, die in engem zeitlichen Zusammenhang mit dem Symptom vorhanden sind.

ÜBUNG

Was denke und tue ich, wenn ich Angst habe?

Nehmen Sie sich die Zeit, Ihre eigenen Gedanken und Handlungen im Zusammenhang mit Ihrer Angst aufzuschreiben. Dazu kann das folgende Muster als Anregung dienen:

1. Gedanken: Gleich kann etwas ganz Schlimmes passieren. Ich erhalte keine Hilfe.
2. Ich schaue nach, ob ich noch eine Tablette vorrätig habe, die ich nachher nehmen kann und die mich beruhigt.
3. Ich schaue nach der Telefonnummer des medizinischen Notdienstes und vergewissere mich, dass ich dort sofort Hilfe erhalten kann.
4. Wenn gerade Verpflichtungen anstehen, sage ich diese sofort ab und begründe das mit Kopfschmerzen.

Im Anschluss an diese Sammlung können Sie sich noch einmal darüber Gedanken machen, wie diese Verhaltensweisen Teil des Angstgedächtnisses geworden sind und somit am Aufrechterhalten der Angstsymptomatik beteiligt sein können.

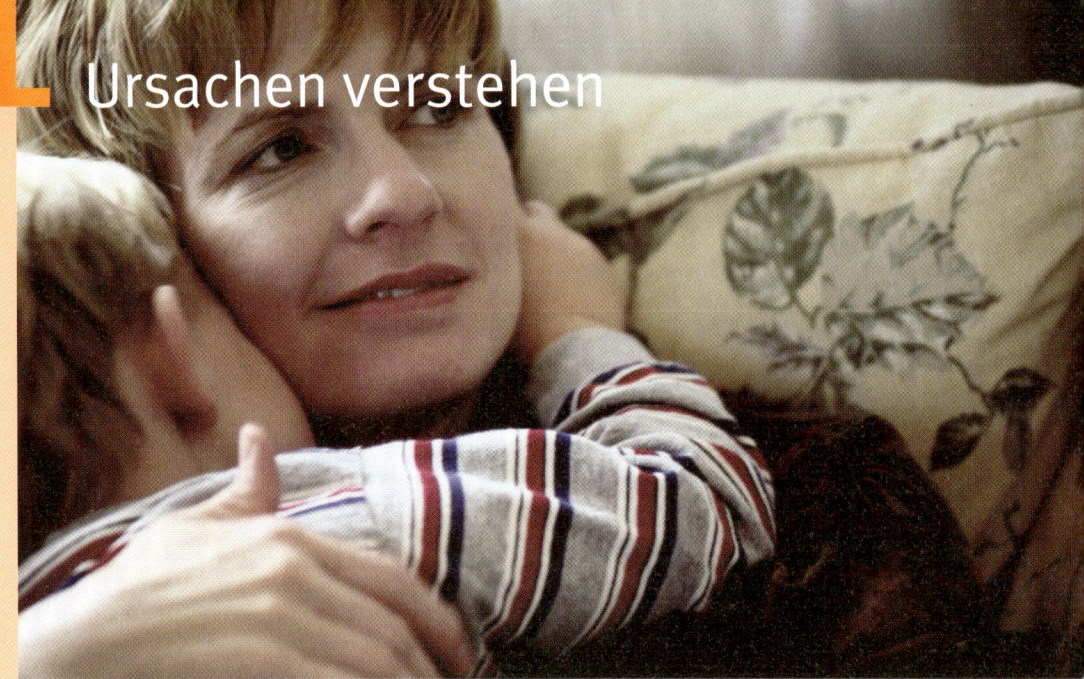

Einflussfaktoren, die die Angst begünstigen

Schon die Alltagserfahrung lehrt, dass sich Menschen hinsichtlich ihrer grundsätzlichen Ängstlichkeit erheblich voneinander unterscheiden. Während es Menschen gibt, die extreme Situationen begeistert aufsuchen und genießen, gibt es andere, die solche Extremsituationen weitgehend meiden und ein hohes Sicherheitsbedürfnis haben.

Ängstlichkeit und Sicherheitsbedürfnis

In vielen Fällen begünstigt eine extrem hohe Ausprägung des Sicherheitsbedürfnisses die Ausbreitung von Angstsymptomen. Im ungünstigen Fall entwickelt sich sogar eine Eigendynamik: Führt das Sicherheitsbedürfnis zu einer vermehrten Beschäftigung mit bedrohlichen Faktoren und deren Vermeidung, so kann es passieren, dass die Toleranz gegenüber Unsicherheit immer geringer wird. Der Stellenwert, den die Bekämpfung der Unsicherheit und des vermeintlich Gefährlichen erfährt, wächst beständig, so dass die subjektive Bedeutung des Gefährlichen (die »gefühlte Gefahr«) wächst.

Zeigt eine Mutter gegenüber ihrem Kind ein extrem hohes Sicherheitsbedürfnis und Ängstlichkeit, ist die Wahrscheinlichkeit groß, dass das Mutter-Kind-Verhältnis hiervon entscheidend geprägt wird und das Kind selbst entweder ein ähnlich großes Sicherheitsbedürfnis entwickelt oder sich gegen ein solches Sicherheitsbedürfnis entschieden zur Wehr setzt.

> Ein ausgeprägtes Sicherheitsbedürfnis begünstigt die Entwicklung von Angsterkrankungen.

Belastende Lebenserfahrungen

Ein zweiter möglicher Einflussfaktor können bisherige belastende Lebenserfahrungen sein. Studien weisen auf eine hohe Belastung durch Lebensereignisse vor Beginn einer Angststörung hin. Das können der Verlust einer wichtigen Bezugsperson, Krankheit oder körperliche Überbelastung, aber auch Konflikte am Arbeitsplatz oder finanzielle Sorgen sein. Kommen unkontrollierbare Lebensereignisse und eine unsichere Bindung zusammen, macht das verwundbarer.

Menschen unterscheiden sich erheblich hinsichtlich des Ausmaßes und der Art bisheriger belastender Erfahrungen. Dabei soll jedoch nicht der Eindruck erweckt werden, als ob das Fehlen jeglicher Belastungen eine stabile psychische Entwicklung garantiert. Der Umgang mit Schwierigkeiten und das kreative Finden von Bewältigungsmöglichkeiten können psychisch durchaus stabilisieren und wie psychologische Impfungen wirken. Voraussetzung hierfür ist allerdings, dass die »Dosis« der Belastung ähnlich wie bei der Impfung stimmt. Erst wenn die Belastungsdosis die eigenen Bewältigungsmöglichkeiten deutlich übersteigt, wirkt die Belastung eher schwächend.

ÜBUNG

Zeichnen Sie Ihre Lebenslinien

Unabhängig davon, ob jemand in seinem Leben Extremerfahrungen gemacht hat oder nicht, ist es hilfreich, die eigene Angstentwicklung im Zusammenhang mit wichtigen Lebensphasen zu verstehen. Hierzu eignet sich das Aufzeichnen verschiedener Lebenslinien, wozu wir Sie anhand des folgenden Beispiels einladen.

In eine Zeichnung können Sie mit der einen Farbe die Lebenslinie Ihrer Lebensqualität eintragen und markante Lebensphasen. In einer anderen Farbe können Sie die Schwere Ihrer Angstsymptomatik eintragen und ebenfalls markante Zeitphasen genauer beschreiben. Sie können versuchen, diese Linien zunächst grob und dann in einem späteren Anlauf differenzierter zu machen und erhalten auf diese Weise vielleicht noch einmal eine biografische Einordnung der

Symptomatik. Im Beispiel wird offenbar, dass die beginnende soziale Ängstlichkeit der Partnerschaft und Heirat vorausgingen, die Heirat die Symptomatik und die Lebensqualität jedoch offensichtlich nicht positiv beeinflusst, sondern eher verschlimmert hat.

In einer Erweiterung dieser Übung könnten Sie nun noch eine dritte Farbe verwenden und Lebensphasen oder Aktivitäten einzeichnen, die Sie als ausgesprochen hilfreich erlebt haben.

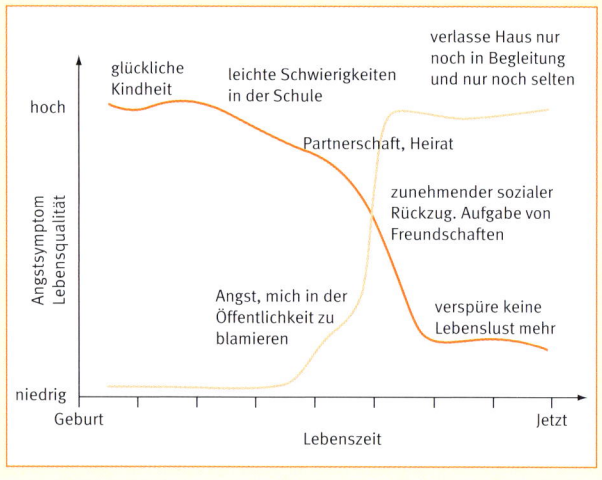

Herausforderungen als Wachstumsimpuls begreifen

Viele Menschen haben in ihrem bisherigen Leben selten oder nie eine tatsächliche Bedrohung ihrer Existenz erfahren. Andere Menschen haben äußerst bedrohliche Situationen wie Unfälle, Katastrophen, Krankheit, Gewaltandrohung, Gewaltanwendung, Folterung oder Misshandlung erfahren. Im statistischen Durchschnitt gehen solche Extremerfahrungen mit einer größeren Krankheitsbereitschaft einher. Dennoch wollen wir noch einmal wiederholen und feststellen, dass auch das Fehlen jeglicher Belastungen in der Lebensentwicklung psychische Erkrankungen begünstigen kann. Eine Klasse körperlicher Erkrankungen kann hierfür als Beispiel dienen: Wachsen Kinder unter extrem hygienischen Bedingungen auf, steigt die Wahrscheinlichkeit allergischer Erkrankungen. Die (dosierte) Konfrontation mit Schmutz oder Keimen scheint im Sinne einer Desensibilisierung oder Impfung einen günstigen Einfluss auf die Ausprägung allergischer Erkrankungen zu haben. Auf ähnliche Weise ist die (dosierte) Konfrontation mit psychologischen Herausforderungen ein Wachstumsimpuls für die Entwicklung psychologischer Bewältigungsfertigkeiten.

Wahrnehmungsfähigkeit gegenüber Körpervorgängen

Menschen unterscheiden sich erheblich in der Fähigkeit, körpereigene Vorgänge wahrzunehmen. Ein Beispiel für die nach innen gerichtete Wahrnehmung ist die Herzschlagwahrnehmung. Die meisten Menschen nehmen ihre Herzaktivität selten oder gar nicht wahr. Einige wenige Menschen sind dagegen ausgezeichnete Herzwahrnehmer und registrieren die einzelnen Herzschläge. Da sich das Herz dauernd dem aktuellen Durchblutungsbedarf anpassen muss, ist weder die Häufigkeit der Herzschläge noch die Stärke der Herzschläge gleichbleibend. Für Betroffene ist jedoch das Erleben von Unregelmäßigkeiten der Herzaktivität beunruhigend, auch dann, wenn diese Unregelmäßigkeit nicht gefährlich oder bedrohlich ist. Eine starke Wahrnehmung von Körpervorgängen kann Angst und möglicherweise folgenden Teufelskreislauf begünstigen:

INFO

Teufelskreis bei intensiver Wahrnehmung von Körpervorgängen

Häufig wird der Teufelskreis dadurch begonnen, dass Wahrnehmungen gemacht werden, die anschließend gedanklich als Hinweis auf eine Gefahr interpretiert werden. Hierdurch entsteht bereits das Gefühl der Angst. Die Angst wiederum löst das biologische Angstprogramm aus, das zu den körperlichen Veränderungen führt, die den Organismus auf Flucht oder Kampf vorbereiten. Werden die körperlichen Veränderungen sehr intensiv wahrgenommen und als gefährlich interpretiert, schaukeln sich die in Gang gekommenen Prozesse hoch.

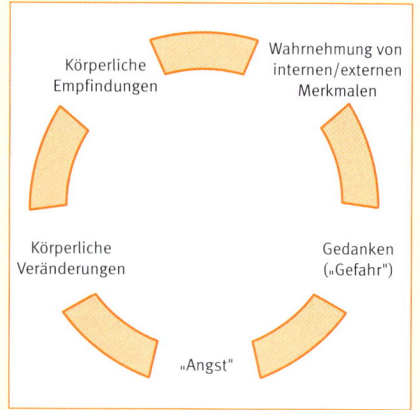

Der beschriebene Teufelskreis ist deshalb wichtig, weil er erklärt, wie an jeder Stelle der Beginn einer Angstattacke stattfinden kann und wie sich die in Gang gekommenen Mechanismen selbstständig aufrechterhalten. Er erklärt aber auch, dass eine Unterbrechung an jeder Stelle möglich ist.

Wie Sie den Teufelskreis unterbrechen können

Die Möglichkeiten, den Teufelskreis zu unterbrechen, werden im weiteren Verlauf dieses Buches vertieft und sollen hier nur zur groben Orientierung vorgestellt werden:

▪ Eine Änderung der Gedanken und Bewertungen führt

zu einem veränderten Angsterleben. Dies ist ein Behandlungsziel der kognitiven Therapiearbeit (»kognitive Umstrukturierung«).

- Eine Änderung der körperlichen Angstreaktionen kann durch körpertherapeutische Elemente, durch Entspannungstechniken und insbesondere durch ein Expositionstraining bewirkt werden.
- Eine Veränderung der erhöhten Wahrnehmung von Körpervorgängen wird durch gezielte Aufmerksamkeitslenkung und den Versuch des »Verlernens« bewirkt.
- Die Wahrnehmung ist ein Ergebnis alltäglicher »Wahrnehmungsübungen« und erfolgt hochgradig gesteuert und gelernt. Ziel ist, die auf Gefahren gerichtete Wahrnehmung zu reduzieren und die auf eigene Fähigkeiten und Stärken gerichteten Wahrnehmungen zu erhöhen.

Bezogen auf die nach außen wie auch nach innen gerichtete Wahrnehmung gilt, dass sie – wie viele andere Fähigkeiten auch – durch zunehmende Übung weiter trainierbar ist und immer weiter verfeinert werden kann. Jede intensive Beschäftigung mit den eigenen Körpervorgängen erhöht die Wahrscheinlichkeit, dass die Körpervorgänge immer genauer wahrgenommen werden und deren Wahrnehmung regelrecht »automatisiert« wird.

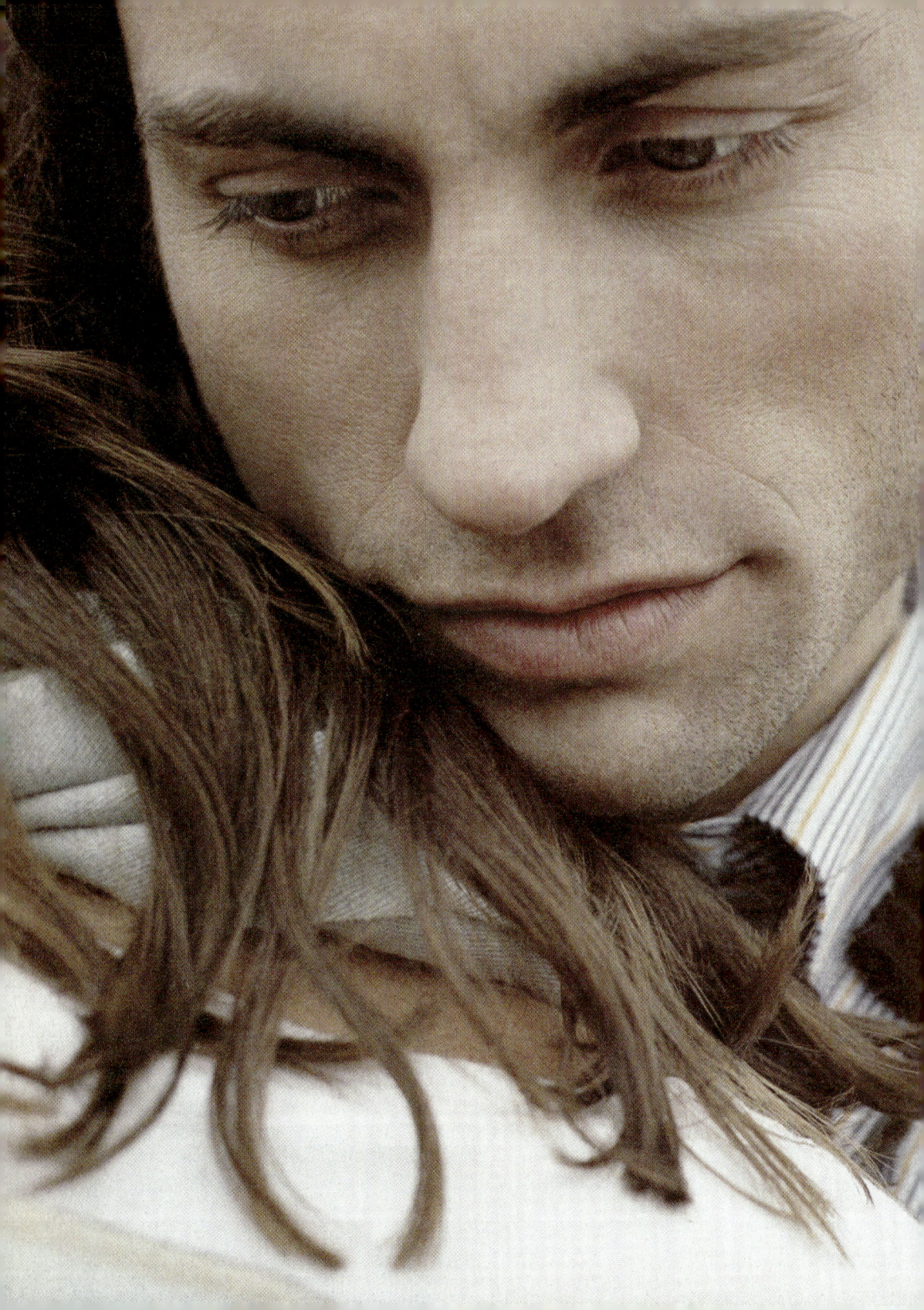

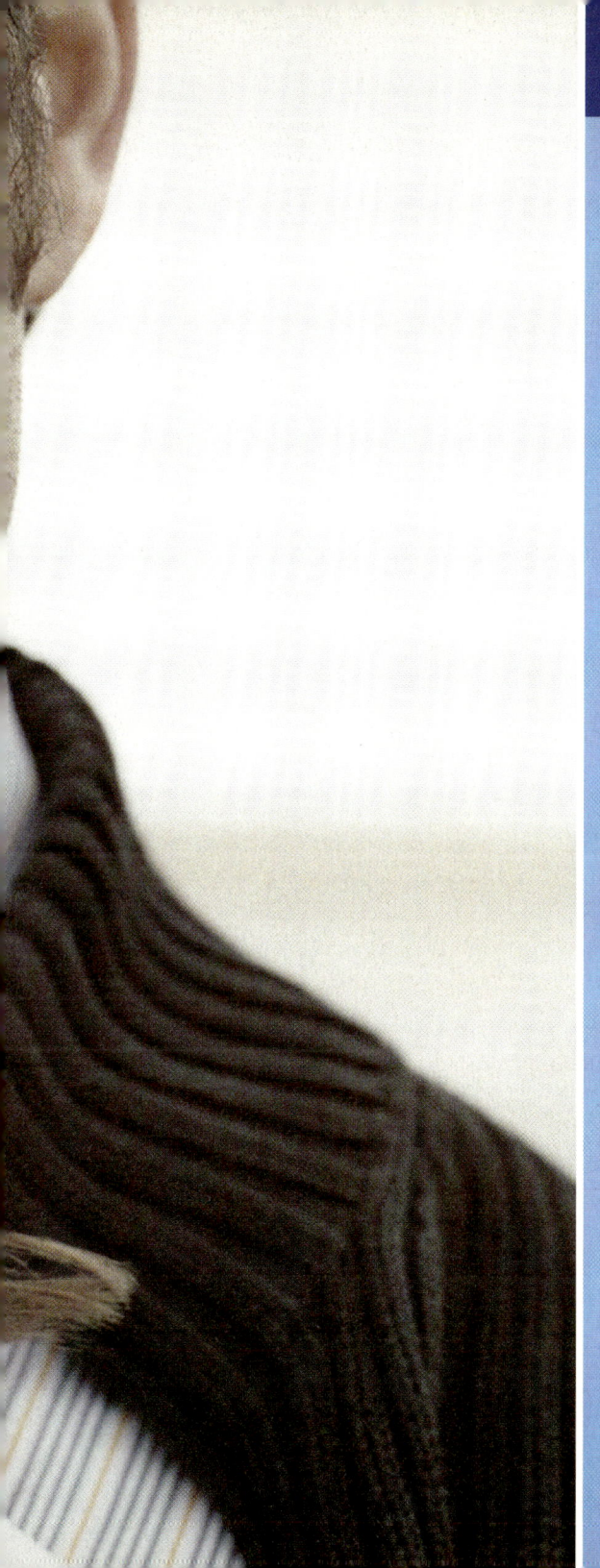

Wie Sie Ihre Ängste über-winden können

Dieses Kapitel gibt Ihnen einen Überblick, was Sie gegen Ihre Ängste unternehmen können. Neben wirkungsvollen Selbsthilfemaßnahmen können Sie sich zusätzlich psychotherapeutische Unterstützung holen und auch einige Medikamente können helfen, die Angstsymptome in Angriff zu nehmen. Welche Therapien und Medikamente sich bei Ängsten bewährt haben, erfahren Sie im folgenden Text.

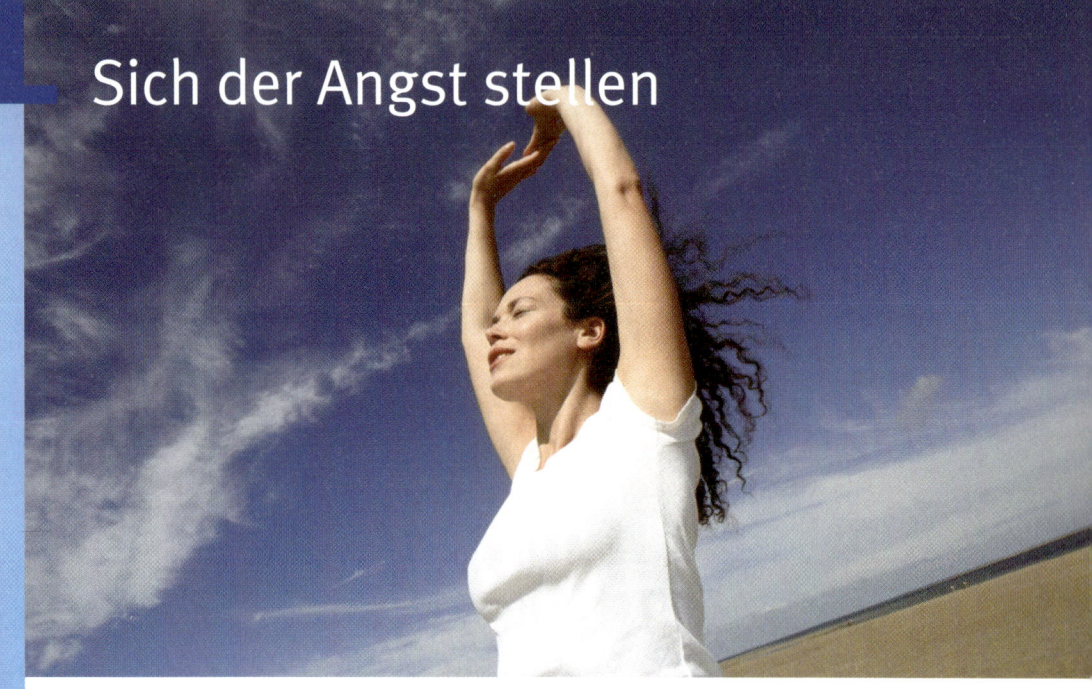

Selbsthilfe

Nahezu alle Menschen, die bei sich die Entwicklung einer Angstsymptomatik wahrnehmen, erkennen irgendwann, dass die entstandenen Denk-, Wahrnehmungs-, Fühl- und Verhaltensgewohnheiten keine optimale Bewältigungsform mehr darstellen und sich das Leben zunehmend verengt. Die Frage, ob die eigenen Ängste noch normal oder schon krankhaft sind, drängt sich dann irgendwann auf.

Den ersten Schritt haben Sie schon getan

Wenn Sie, liebe Leserin, lieber Leser, selbst unter Ängsten leiden, stellt ja die Lektüre dieses Buches bereits einen Schritt Ihrer Auseinandersetzung mit Ihrer Symptomatik dar. Im folgenden Kapitel schlagen wir ein Übungsprogramm vor, mit dessen Hilfe Sie eigenständig oder parallel zu einer bestehenden oder geplanten Psychotherapie gegen die Symptome vorgehen können. Das daran anschließende Schlusskapitel schlägt darüber hinaus Übungen vor, die zum Aufbau hilfreicher Lebensaktivitäten beitragen können. Allen diesen Übungen ist gemein, dass Sie selbst für die Durchführung verantwortlich sind und Ihnen den Aufwand niemand, auch nicht die beste Therapeutin oder der beste Therapeut, abnehmen kann. Insofern ist Ihre Eigeninitiative eine notwendige Voraussetzung, um Symptome positiv zu verändern.

Die Methoden, die sich in der professionellen Psychotherapie als wirksam und überlegen erwiesen haben, eignen sich auch für die Eigeninitiative und Selbstheilung. Aus diesem Grund gehen unsere Ratschläge für die Eigeninitiative die gleichen Wege wie die professionellen Therapieleitlinien, die die Grundlage für psychotherapeutisches Handeln bei Angsterkrankungen bilden.

Bezüglich der Angsterkrankungen besteht neuerdings in den internationalen Behandlungsleitlinien eine große Übereinstimmung dahingehend, dass in der Behandlung die Auseinandersetzung mit den gefürchteten Situationen unverzichtbar ist, wenn Symptomfreiheit oder zumindest eine deutliche Symptomverbesserung erzielt werden soll. Therapeutische Methoden, die auf die Auseinandersetzung mit den gefürchteten Situationen verzichten, haben deutlich weniger schnelle, weniger starke und insbesondere weniger

---

INFO

Dass Ihre Ängste »von selbst« verschwinden, ist unwahrscheinlich

Der »Spontanverlauf« kennzeichnet einen Krankheitsverlauf ohne den Einfluss von professionellen Behandlungen oder systematischen Änderungsbemühungen. Grundsätzlich ist bei Angsterkrankungen der Spontanverlauf eher problematisch. Ein Verschwinden der Symptomatik ohne weitere Behandlungsbemühung, eine »Spontanremission«, passiert nur in einer deutlichen Minderheit der Fälle. Untersucht ist dies zum Beispiel für die Panikstörung. Innerhalb von sieben Jahren fand sich eine Spontanremission in Deutschland nur bei 14,3 % der betroffenen Patienten. Dies zeigt, dass das passive Abwarten und Hoffen auf Besserung ohne weitere Bemühung in den meisten Fällen keine geeignete Strategie ist.

anhaltende Effekte. Diese Aussagen stützen sich auf große wissenschaftliche Untersuchungen, bei denen die therapeutischen Effekte auf ganze Patientengruppen untersucht werden. Einzelfälle können von solchen Gruppenergebnissen immer abweichen. Für viele Therapeutinnen und Therapeuten sowie Klientinnen und Klienten, die sich für die eine oder andere Behandlung entscheiden, ist eine wichtige Entscheidungsgrundlage die Erfolgswahrscheinlichkeit. Dabei werden solche Verfahren bevorzugt, die mit größerer Wahrscheinlichkeit starke und anhaltende Verbesserungen erzielen.

In den allermeisten Fällen wird Ihr Ziel sein, die Angst zu überwinden und sich in den gefürchteten Situationen wieder unbeschwert bewegen zu können. Zur Erreichung dieses Ziels dienen die in diesem Buch vorgeschlagenen Übungen.

Vor realen Bedrohungen müssen Sie sich schützen

Diese Regel gilt natürlich nicht, wenn die gefürchtete Situation eine bedeutsame reale Bedrohung darstellt. Dies ist beispielsweise dann der Fall, wenn jemand durch sexuellen, körperlichen oder psychischen Missbrauch durch andere Menschen bedroht ist. Das Ziel ist dann natürlich nicht, dem Täter oder (seltener) der Täterin wieder angstfrei begegnen zu können. In diesem Fall soll das eindeutige Ziel sein, keinen Kontakt mit diesem Menschen mehr zu haben. Dies bedeutet in aller Regel eine Veränderung der Lebensumstände, einen Auszug, eine Trennung und Ähnliches. In diesem Fall müssen (!) zuerst die Rahmenbedingungen verändert werden, bevor mit eventuellen Angstübungen begonnen wird.

Welche Veränderungen ergeben sich, wenn Sie Ihre Ängste überwinden?

Wichtige Veränderungen im eigenen Leben gelingen nur, wenn ein hoher Anreiz für die Veränderung besteht. Dies werden wir im Zusammenhang mit der Motivationsklärung (siehe S. 92 ff.) weiter intensivieren. An dieser Stelle weisen wir schon einmal darauf hin, dass die »Bedeutung« oder »Funktionalität« eines Symptoms eine Verhaltensänderung verhindern kann.

AUS DEM LEBEN

Frühere Helfer werden »arbeitslos«

Die schon einmal beschriebene Frau L. hat im Laufe ihrer mehr als ein Jahrzehnt bestehenden ausgeprägten Agoraphobie zunehmend viele Menschen in die eigene Versorgung eingespannt. Nachbarn, Verwandte, Freunde beteiligen sich am Einkauf, an Behördenterminen und eigentlich allen Lebensaktivitäten von Frau L., weil sie alleine hierzu nicht mehr in der Lage war. Die Entscheidung, die Angstsymptome durch Übungen und eine Psychotherapie nachhaltig zu verändern, hat Auswirkungen auf diese Beziehungen, da diese Menschen nun für die bisherige Funktion nicht mehr benötigt werden.

Eine ähnliche Situation liegt dann vor, wenn von der Krankheit sozialrechtliche Angelegenheiten wie zum Beispiel eine Berentung, Zahlung von Krankengeld, Verhinderung von Arbeitslosigkeit, Erhalt von Unterhalt abhängen. Vor einer Entscheidung zur Änderung von Symptomen sollten Sie deshalb genau prüfen, was die Vor- und Nachteile der Änderung beziehungsweise der Symptome sind.

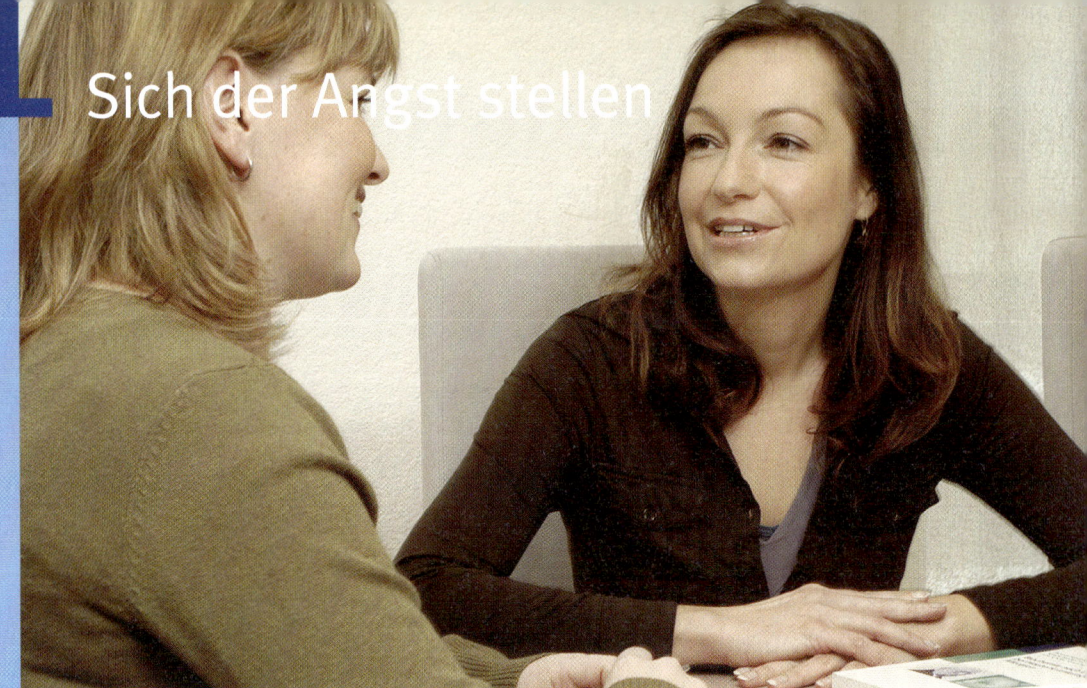

Psychotherapie

Es gibt verschiedene psychotherapeutische Ausrichtungen. Im deutschen Gesundheitswesen stellen die kognitive Verhaltenstherapie, die tiefenpsychologisch fundierte Psychotherapie und die Psychoanalyse die so genannten »Richtlinienverfahren« dar. Diese Therapieformen werden als ambulante Therapien von den gesetzlichen (und den meisten privaten) Krankenversicherungen bezahlt. Mittlerweile gibt es einige Annäherungen zwischen den einzelnen »Schulen«. Für alle Ausrichtungen gilt inzwischen, dass sie ressourcenorientiert arbeiten, das heißt, die Aktivierung von Stärken und Fähigkeiten im Blick haben. Niedergelassene Psychotherapeutinnen und Psychotherapeuten müssen sich in der Regel für eine Therapieausrichtung entscheiden, haben jedoch während ihrer Ausbildung auch die anderen Methoden kennen gelernt.

Wie unterscheiden sich nun die einzelnen Psychotherapierichtungen? Wir vergleichen die drei Richtlinienverfahren in aller Kürze und können auf die große Anzahl weiterer Therapieformen nicht eingehen.

INFO

Ambulant oder stationär?

Eine psychotherapeutische Behandlung kann ambulant, teilstationär oder stationär erfolgen. Bei einer teilstationären Behandlung gehen Sie tagsüber zur Behandlung in die (Tages-)Klinik; die Abende, Nächte und Wochenenden verbringen Sie zu Hause in Ihrem gewohnten Umfeld. Eine vollstationäre Behandlung geht damit einher, dass Sie für einige Zeit aus Ihrem Alltag herausgenommen sind. Eine ambulante Therapie findet in der Regel ein- oder zweimal wöchentlich statt mit einer Sitzungsdauer von 50 Minuten. Es ist natürlich möglich, verschiedene Behandlungsformen zu kombinieren. In der Regel wird der ambulanten Therapie der Vorzug gegeben, weil sie Weiterentwicklungen über einen längeren Zeitraum zulässt und im gewohnten Umfeld stattfindet. Eine Zwischenstellung nimmt die teilstationäre Behandlung ein, die voraussetzt, dass eine entsprechende Klinik relativ heimatnah erreichbar ist. Die betroffene Person verliert nicht den Kontakt zum häuslichen Umfeld, hat aber gleichzeitig die Möglichkeit einer intensiven Therapie mit einem umfassenderen Behandlungskonzept. Eine stationäre Behandlung ist notwendig, wenn eine entsprechende Tagesklinik zu weit entfernt, der Abstand zum Alltag sinnvoll und das Krankheitsbild so schwer ist, dass Fortschritte im bisherigen Umfeld nicht zu erwarten sind und der schützende Rahmen der Klinik notwendig ist.

Kognitive Verhaltenstherapie

Die kognitive Verhaltenstherapie geht davon aus, dass Lernvorgänge bei der Entstehung und Aufrechterhaltung von Krankheitssymptomen eine wichtige Rolle spielen. In der Therapie soll gelerntes Fehlverhalten wieder verlernt werden, neue gesundheitsförderliche Verhaltensweisen sollen gelernt und eingeübt werden. Hierbei ist nicht nur das äußerlich sichtbare Verhalten gemeint; auch körperliche Vorgänge und Gedanken sowie Gefühle werden als

Sich der Angst stellen

Tipp

Die Verhaltenstherapie beschäftigt sich relativ zügig mit den Symptomen und beginnt schnell mit den konkreten Übungen, wie sie auch in diesem Buch beschrieben sind. Sind Sie ein Mensch, der schnell konkret werden möchte, ist diese Therapierichtung die richtige für Sie.

Verhalten verstanden. Um einen Menschen und seine erlernten Krankheitssymptome zu verstehen, sind Einstellungen und innere Haltungen, die man sich selbst und anderen gegenüber hat, von großer Wichtigkeit. Diese werden auch »Kognitionen« genannt. Bestimmte Einstellungen entwickelt man aufgrund von Vorerfahrungen, insbesondere mit anderen Menschen. Wer zum Beispiel die Haltung »Ich bin nur etwas wert, wenn ich etwas leiste« hat, wird seinen Selbstwert im Wesentlichen über seine Leistung definieren. Das kann so lange gutgehen, solange man leistungsfähig ist. Kann die Leistung aufgrund von Krankheit oder Alter nicht mehr in dem Maße erbracht werden, wird man sich mit dieser Einstellung unter Umständen wertlos fühlen. Passen solche Haltungen nicht (mehr), führen sie zu Einschränkungen und begünstigen die Entwicklung von Krankheiten. Wer seinen Selbstwert über seine Leistung definiert, wird wahrscheinlich immer wieder über seine Grenzen gehen, wird eigene Bedürfnisse und Wünsche weniger wahrnehmen und sich schlechter von den Erwartungen anderer abgrenzen.

Die Überwindung der konkreten Symptome steht im Vordergrund

Zu der verhaltenstherapeutischen Behandlung von Angststörungen gehören die Überprüfung von bisherigen Einstellungsmustern und Bewertungen sowie die Konfrontation mit den Angst auslösenden Reizen. Ist der »Teufelskreis« bei Angstanfällen klar und sind Fehlinterpretationen korrigiert, werden »Verhaltensexperimente« durchgeführt, um Befürchtungen zu überprüfen. Ziel ist die Exposition, um korrigierende Erfahrungen mit den gefürchteten Situationen zu machen. Über 70 % der Patientinnen und Patienten, die eine Verhaltenstherapie durchführen, erleben eine sehr deutliche und über viele Jahre anhaltende Verbesserung der Symptomatik.

Tiefenpsychologisch fundierte Psychotherapie und Psychoanalyse

Die tiefenpsychologisch fundierte Psychotherapie und die Psychoanalyse gehen davon aus, dass die (Angst-)Symptome Ausdruck tiefer liegender Konflikte sind. Deshalb geht die Therapie nicht vorrangig auf die beobachtbaren Symptome ein, sondern beschäftigt sich mit deren vermuteten Ursachen. Die Angst wird dabei als ein Versuch gesehen, mit unbewussten Konflikten umzugehen. Wichtig sind frühkindliche und kindliche Bindungserfahrungen, insbesondere zwischen Säugling und Mutter und später zwischen dem Säugling und beiden Eltern, dann mit zunehmend vielen Menschen. Diese haben einen entscheidenden Einfluss auf die erreichte psychische »Reife«. Die Bindungserfahrungen legen fest, wie ein Mensch anderen Menschen begegnet und somit auch, wie ein Mensch sich selbst gegenüber anderen definiert.

So gibt es häufig Autonomie-Abhängigkeits-Konflikte oder Nähe-Distanz-Konflikte. Diese Konflikte sind meist nicht bewusst; damit verbundene Gefühle von Angst, Wut oder Trauer werden nicht zugelassen, sondern »verdrängt«. Natürlich sind die entsprechenden Gefühle deswegen nicht weg, sie zeigen sich womöglich auf andere Weise.

Bei einer Agoraphobie kann sich die unbewusste Angst vor Trennung oder Verlust beispielsweise auf Situationen »verlagern«, die ursprünglich nicht bedrohlich waren. Natürlich führen diese Ängste zu enormen Einschränkungen und machen Leidensdruck. Vielleicht haben sie aber auch die Funktion, sich vor den noch größeren Ängsten, die dahinterstehen können, zu schützen. Wer sich aufgrund einer Angststörung abhängig fühlt, wird eigene Wünsche nach mehr Selbstständigkeit, die unter Umständen das bisherige »Gleichgewicht« in der Partnerschaft be-

Tipp

Wenn Ihre biografische Entwicklung und die umfassenderen Hintergründe im Hinblick auf die aktuelle Symptomatik mehr im Vordergrund stehen sollen, ist die tiefenpsychologisch orientierte Psychotherapie zu bevorzugen. Doch auch in diesem Fall ist zur Veränderung der Angstsymptome eine Konfrontation mit den Angst auslösenden Situationen nicht verzichtbar. Das Gespräch ersetzt die Übung nicht!

Für Angsterkrankungen spielen Beziehungsmuster und deren Dynamik eine besondere Rolle.

Sich der Angst stellen

drohen könnten, gar nicht mehr spüren. Die Angst übernimmt dann die Funktion, sich mit bestimmten Konflikten nicht auseinandersetzen zu müssen. Andererseits können die Ängste ein Paar auch »zusammenschweißen« und damit Trennungs- oder Verlustängste reduzieren.

Bearbeitung der tiefer liegenden Konflikte

Die tiefenpsychologisch fundierte Psychotherapie bearbeitet das »Hier und Jetzt« und die aktuellen Symptome vor dem Hintergrund der Konflikte und Beziehungserfahrungen. Die ambulante Therapie umfasst bis zu 80, maximal 120 Stunden, und findet pro Woche ein- oder zweimal statt. Die Gegenwarts- und Realitätsorientierung wird auch in der Begegnungsform deutlich: Die Therapie findet im Sitzen statt; Patientin oder Patient und Therapeutin oder Therapeut sitzen einander gegenüber.

Die Psychoanalyse bearbeitet die gesamte Lebensgeschichte

Tipp
Die Psychoanalyse eignet sich weniger, um in angemessener Zeit zu deutlichen Symptomveränderungen zu gelangen.

Die Psychoanalyse stellt die gesamte lebensgeschichtliche Entwicklung in den Mittelpunkt und versucht, die aktuellen Konflikte detailliert aus den früheren Erfahrungen abzuleiten. Hierbei müssen »Abwehrmechanismen« berücksichtigt werden, wozu auch das Liegen auf der Couch dient. Damit wird die »Regression« gefördert: Das Zurückgehen in frühere Entwicklungsstadien verfolgt das Ziel, die Entwicklungsprozesse wieder erfahrbar und vielleicht korrigierbar zu machen. Die Psychoanalyse kann bis zu 600 Therapiestunden umfassen und findet wöchentlich bis zu dreimal statt.

Integrative Psychotherapie

Sie werden bemerkt haben, dass jede der geschilderten Therapierichtungen wichtige Elemente für das Verständnis und die Behandlung von Angststörungen und anderen Krankheitsbildern enthält. Insbesondere in der deutschsprachigen Psychotherapie ist eine Annäherung der Psychotherapieschulen im Gange mit dem Versuch, die jeweiligen Stärken der Therapierichtungen zu kombinieren und daraus eine einheitliche »Psychologische Therapie« bzw. eine integrative Therapie zu schaffen.

In diesem Buch versuchen wir einen möglichst integrativen Ansatz, der die Komplexität der einzelnen Störungen würdigt. Es ist wünschenswert, dass verschiedene Erkenntnisse noch besser integriert werden, ohne dass verschiedene Therapierichtungen wahllos miteinander vermischt und angewendet werden. Für die Angststörungen gilt, dass psychoanalytische und tiefenpsychologisch fundierte Modelle wichtig für das Verständnis der Krankheitsentstehung und die Aufrechterhaltung sind, während die kognitive Verhaltenstherapie insbesondere für die konkrete, schnelle und anhaltende Behandlung der Symptome wichtig ist.

An wen wende ich mich?

In Deutschland wird die Psychotherapie bei Erwachsenen durch Fachärztinnen und Fachärzte für Psychosomatik und Psychotherapie, für Psychiatrie und Psychotherapie, durch Fachärztinnen und Fachärzte anderer Fachrichtungen mit der »Zusatzbezeichnung Psychotherapie« und durch Psychologische Psychotherapeutinnen und Psychotherapeuten durchgeführt.

Sich der Angst stellen

Streben Sie gar keine reguläre Psychotherapie an, sondern benötigen schnelle Krisenintervention und eventuell Medikamente, dann ist eine psychiatrische Praxis die richtige Adresse. Dort werden Sie auch kompetent über weitere Behandlungsmöglichkeiten beraten und müssen keine monatelangen Wartezeiten in Kauf nehmen.

Stationär und teilstationär wird Psychotherapie sowohl in Kliniken für Psychiatrie und Psychotherapie als auch in psychosomatischen Fachkliniken durchgeführt. Die psychosomatischen Fachkliniken führen die Psychotherapie häufig im Rahmen der medizinischen Rehabilitation durch, die bei der zuständigen Rentenversicherung beantragt wird.

Zu den weniger stark und anhaltend wirksamen Methoden gehören autosuggestive (z. B. autogenes Training) und fremdsuggestive (z. B. Hypnose) Verfahren, insbesondere dann, wenn sie ohne weitere andere therapeutische Maßnahmen durchgeführt werden.

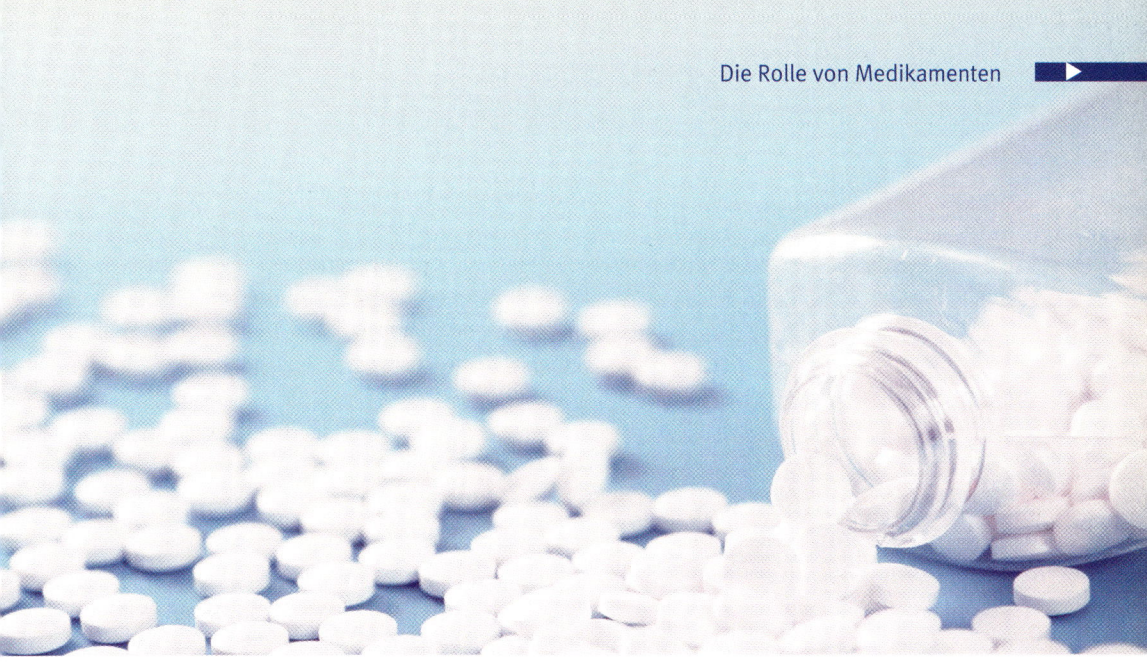

Die Rolle von Medikamenten

Die alleinige Gabe von Medikamenten führt bei Angst-erkrankungen in aller Regel langfristig nicht zum Er-folg. An erster Stelle sollte immer die Psychotherapie stehen, es sei denn, es handelt sich um Ängste im Rah-men einer psychotischen Erkran-kung. Eine Psychose ist gekennzeich-net durch Realitätsverlust, wie er bei der Schizophrenie oder manisch-de-pressiven Erkrankungen vorkommt.

Auf (hirn-)organisch begründete Ängste oder Ängste bei psychoti-schen Erkrankungen gehen wir an dieser Stelle nicht näher ein.

> **INFO**
>
> ### Die psychologische Neben-wirkung von Medikamenten
>
> Die größte Nebenwirkung von Medika-menten steht in keinem Beipackzettel: Man vertraut auf die Wirkung des Medi-kamentes und schreibt Erfolge der Medi-kamentenwirkung zu. Das Vertrauen in die eigene Wirksamkeit verändert sich nicht bzw. wird noch weniger. Bei einer Fi-xierung auf Medikamente kann schon die Tatsache, dass man das Medikament nicht bei sich hat, Angst auslösen.

Sich der Angst stellen

Medikamente können dann sinnvoll sein, wenn sich trotz ausreichender Therapiemotivation und Bemühungen keine Veränderung zeigt, weil erschwerend eine Depression hinzukommt, man aufgrund von Schlafstörungen chronisch erschöpft ist oder die Angst als so übermächtig erlebt wird, dass der erste Schritt nicht machbar erscheint.

Antidepressiva

Die für die Angstbehandlung wichtigste Medikamentenklasse stellen die Antidepressiva dar. Wie der Name sagt, wirken diese gegen Depression. Weitere Anwendungsbereiche sind Ängste, Zwänge, somatoforme Störungen wie z.B. die Schmerzstörungen, aber auch chronische Schlafstörungen. Die Antidepressiva unterscheiden sich je nach Präparat in ihren Wirkungsschwerpunkten.

Trizyklische Antidepressiva

Zu den älteren Substanzen gehört die Gruppe der trizyklischen Antidepressiva. Beispiele hierfür sind Amitriptylin (Saroten®), Doxepin (Aponal®) oder Trimipramin (Stangyl®). Als Nebenwirkungen können u.a. auftreten: Mundtrockenheit, Verstopfung, Reizleitungsstörungen des Herzens, sexuelle Störungen, Gewichtszunahme und Müdigkeit. Wegen der beruhigenden und schlaffördernden Eigenschaften setzt man diese Substanzen auch bei chronischen Schlafstörungen ein. Antidepressiva eignen sich im Gegensatz zu klassischen Schlafmitteln (wie z.B. Chloraldurat® oder Zopiclon®) für eine längerfristige Einnahme. Sie führen nicht zur körperlichen Abhängigkeit und verlieren bei gleich bleibender Dosierung nicht an Wirksamkeit. Wenn man sie wieder absetzen möchte, sollte man das allerdings »ausschleichend« tun, d.h. die Dosis über mehrere Tage reduzieren und dann erst absetzen.

Neuere Antidepressiva

Die trizyklischen Antidepressiva werden immer mehr durch neuere ersetzt, die in der Regel besser verträglich sind. Zu den häufigeren Nebenwirkungen gehören Übelkeit, Kopfschmerzen, Verdauungsstörungen, Blutdruck- und Pulsveränderungen sowie sexuelle Störungen. Vor allem zu Beginn der Einnahme sind Nebenwirkungen am ausgeprägtesten, insbesondere Schwindel oder Kopfschmerzen. Es kann zu einer Gewichtszu- oder -abnahme kommen. Beispiele sind so genannte Serotonin- und Noradrenalin-Wiederaufnahme-Hemmer: Paroxetin (Seroxat®), Citalopram (Cipramil®), Sertralin (Zoloft®), Venlafaxin (Trevilor®) und Duloxetin (Cymbalta®). Die erwünschte Wirkung tritt erst nach 2 bis 3 Wochen regelmäßiger Einnahme ein, während Nebenwirkungen am Anfang am stärksten sind.

Benzodiazepine

Insgesamt problematisch sind die Benzodiazepine zu sehen. Da sie Angstsymptome sehr schnell und sehr wirksam bekämpfen, haben viele Betroffene Erfahrungen mit diesen Medikamenten. Beispiele sind Diazepam (Valium®), Lorazepam (Tavor®), Alprazolam (Tafil®), Bromazepam (Lexotanil®). Ihr Hauptproblem ist die schon nach kurzer Zeit beginnende Toleranz- und Abhängigkeitsentwicklung. Aus diesem Grund soll eine Dauermedikation auf jeden Fall vermieden werden. Da plötzliches Absetzen zu Entzugserscheinungen bis hin zu lebensgefährlichen Krampfanfällen führen kann, dürfen Benzodiazepine nicht auf einen Schlag abgesetzt werden.

Wichtig

Benzodiazepine dürfen nicht »schlagartig« abgesetzt werden! Sollten Sie bereits über einen längeren Zeitraum Benzodiazepine einnehmen, ist ein Entzug nur unter ärztlicher Aufsicht durchzuführen!

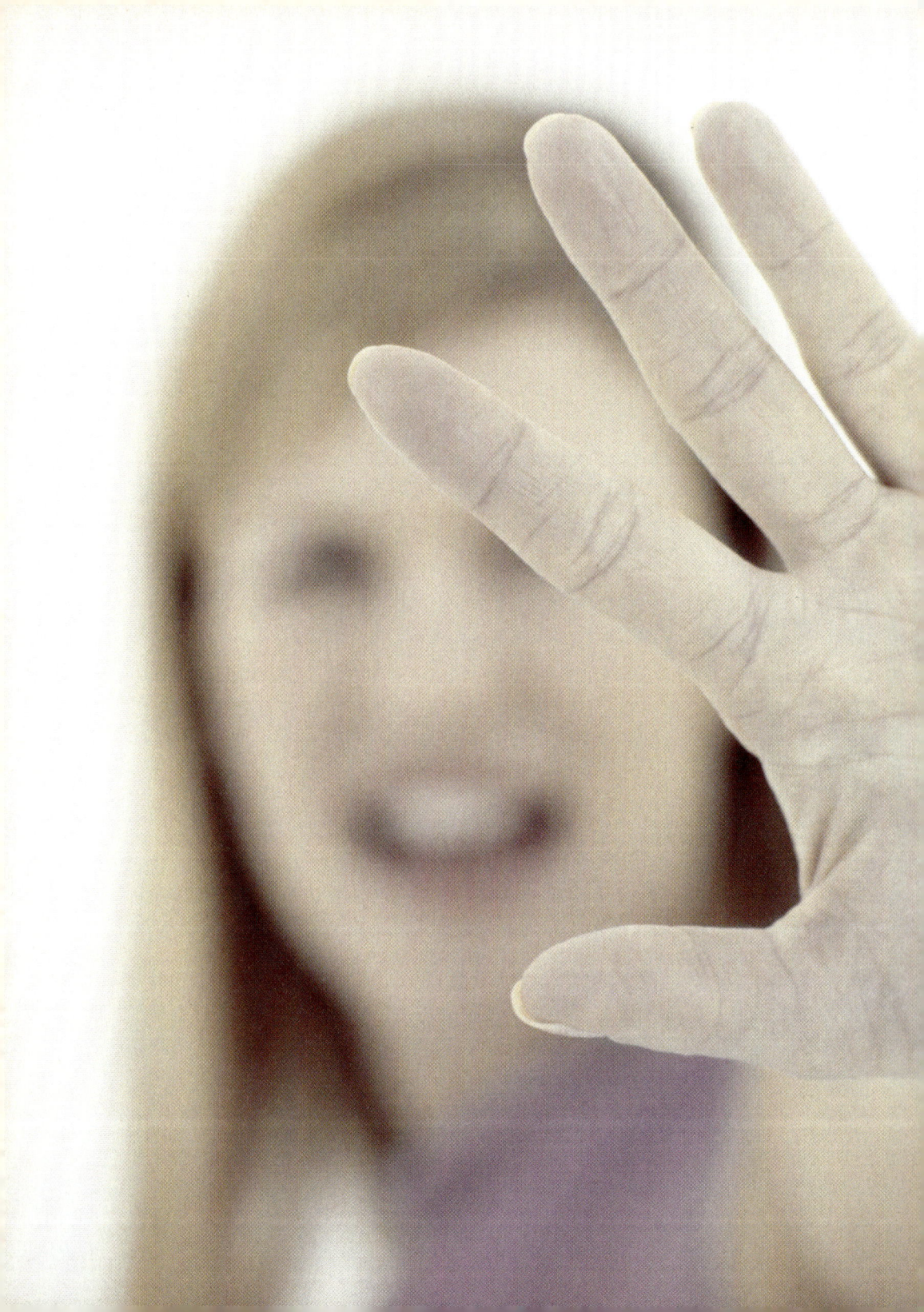

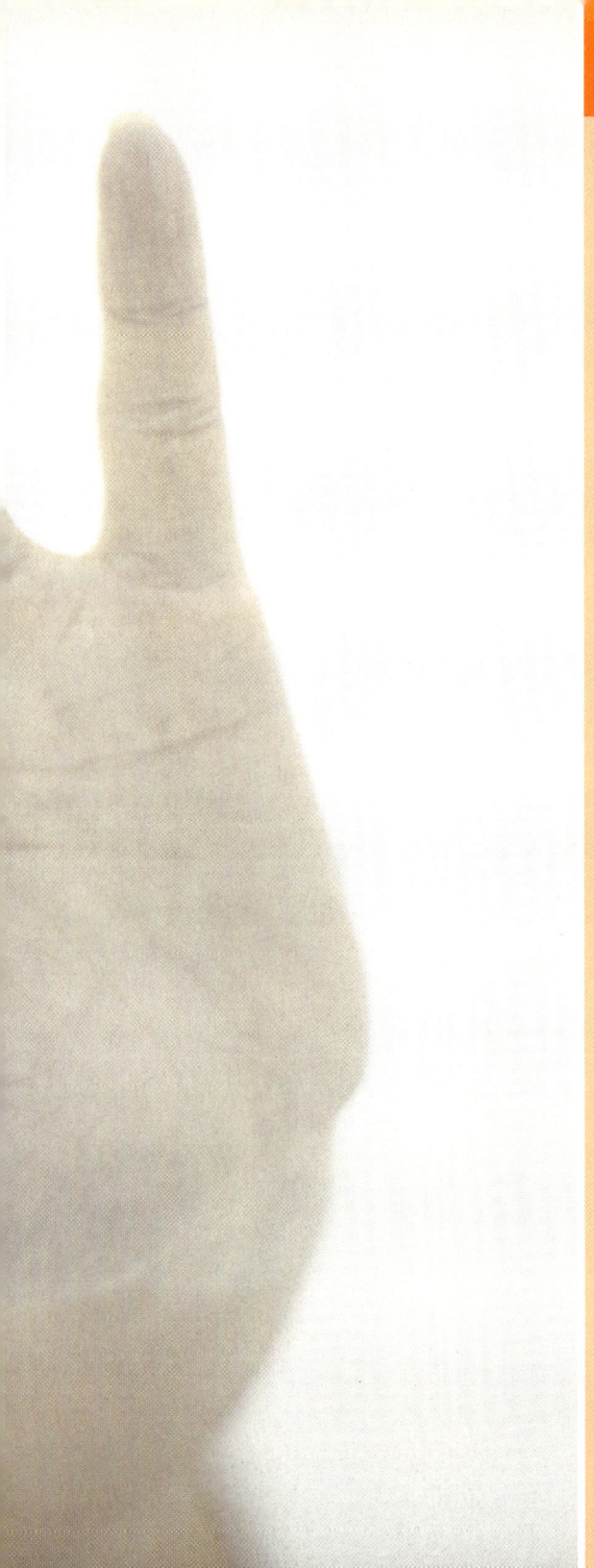

Ängste schritt-weise bewältigen

Wir laden Sie nun ein, an einem Übungsprogramm teilzunehmen, das Ihnen wieder mehr Spielräume, mehr Selbstbestimmung und somit mehr Lebensqualität verschafft. Am besten lesen Sie das Kapitel zunächst einmal »im Schnelldurchlauf«, um sich ein Bild zu machen, welches Vorgehen wir empfehlen. Sie können dann die einzelnen Abschnitte mit den vorgeschlagenen Beobachtungen, Übungen und Erprobungen durcharbeiten und in die Tat umsetzen.

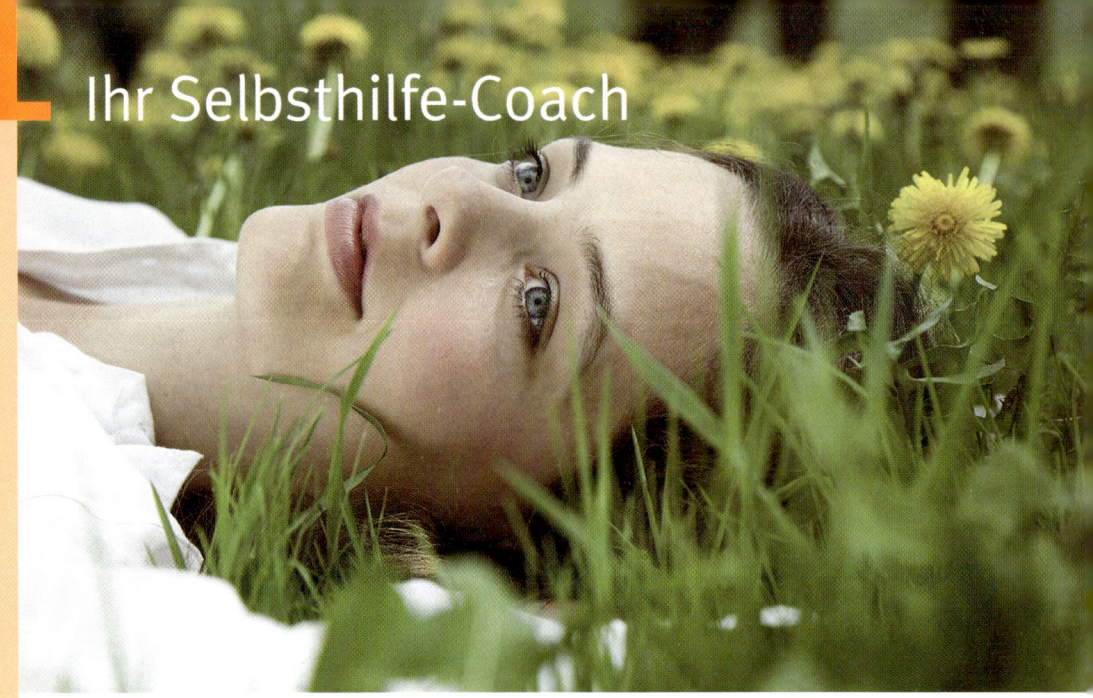

Was möchten Sie ändern?

In nur ganz wenigen Fällen führt bereits die Erkenntnis bestimmter Zusammenhänge zu einem Rückgang der Angstsymptomatik. Wir verstehen die Angst als einen automatisierten Ablauf von Gedanken, Wahrnehmungen, körperlichen Reaktionen und Verhaltensweisen. Eine Veränderung dieser automatisierten Abläufe erfordert in den allermeisten Fällen eine Unterbrechung der Automatismen und ein Einüben veränderter Wahrnehmungen, Gedanken und Verhaltensweisen.

Das im Folgenden beschriebene Übungsprogramm kann durchaus auch parallel zu einer eventuell verlaufenden Psychotherapie erfolgen. Wir empfehlen Ihnen in diesem Fall jedoch, Ihre Psychotherapeutin oder Ihren Psychotherapeuten darüber zu informieren, dass Sie dieses Übungsprogramm absolvieren.

Veränderung bedeutet immer, sich auf Neues einzulassen und Vertrautes hinter sich zu lassen. Das ist mit Chancen, aber auch mit Risiken verbunden. Dies gilt auch für den Umgang mit psychischen Erkrankungen. Wenn Sie sich entschließen, mit viel Einsatz an der Überwindung Ihrer Symptome zu arbeiten, erfordern die nötigen Schritte viel Energie. Diese Energie investieren Sie leichter, wenn Sie sich ausführlich verdeutlichen, was der langfristige Nutzen davon sein wird.

Tipp

Bevor Sie sich entscheiden, das Übungsprogramm zu beginnen, sollten Sie sich verdeutlichen, was es für Sie bedeutet, die Ängste verändern zu wollen.

ÜBUNG

Übung 1: Wie soll meine Zukunft aussehen?

Um sich den möglichen Nutzen einer Veränderung vor Augen zu führen, laden wir Sie dazu ein, sich so konkret wie möglich einen normalen Wochentag, ein normales Wochenende und einen normalen Urlaubstag vorzustellen, wie Sie ihn jeweils in fünf Jahren erleben möchten. Beginnen Sie damit, dass Sie sich jeweils ganz konkret folgende Fragen beantworten:

▪ In welcher Umgebung und Stimmung wollen Sie aufwachen?

▪ Wie wollen Sie Ihr Frühstück und Ihren Morgen gestalten?

▪ Mit welchen Menschen, welchen Themen und welchen konkreten Beschäftigungen wollen Sie den Tag verbringen?

▪ Was, wann, wie lange und mit welchem Gefühl wollen Sie an dem jeweiligen Tag etwas für sich selbst tun?

▪ In welcher Weise wollen Sie mit möglichen Konflikten, die sich an dem Tag ergeben können, umgehen? Wie wollen Sie zwischen den eigenen Bedürfnissen und den an Sie durch andere herangetragenen Bedürfnissen vermitteln?

▪ Mit welchem Gefühl, mit welchen Menschen und in welcher Umgebung wollen Sie den Abend verbringen und den Tag beenden?

Nehmen Sie sich hierfür viel Zeit und planen Sie mindestens eine halbe Stunde für diese Übung ein. Vielleicht hilft es Ihnen, wenn Sie sich ein Blatt Papier zu Hilfe nehmen und Stichwörter zu den einzelnen Vorstellungen aufschreiben.

Im direkten Anschluss an diese Übung oder auch einige Zeit später können Sie Ihre Vorstellungen der Zukunft mit der tatsächlichen Gegenwart und Ihrer aktuellen Tagesgestaltung vergleichen. Was ist das Ergebnis dieses Vergleichs? Sind Ihre Zukunftsvorstellungen gar nicht weit entfernt von Ihrem tatsächlichen aktuellen Leben? In diesem Fall besteht wahrscheinlich wenig Anlass zu einer Änderung.

Weichen Ihre Zukunftsvorstellungen deutlich von Ihrem aktuellen Leben ab? Lassen sich Ihre Zukunftsvorstellungen durch eigene Anstrengungen und Veränderungen annähern? Sind Ihre Angst oder Ihr Vermeidungsverhalten hinderlich, um Ihre Zukunftsvorstellungen anzunähern? Wenn Sie diese Fragen mit »Ja« beantworten, dann lohnt sich eine intensivierte Beschäftigung mit möglichen Veränderungen. Überprüfen Sie, ob Sie in den jetzigen Gewohnheiten verharren wollen, ob Sie auf eine Veränderung ohne weiteres eigenes Zutun hoffen oder ob Sie zu dem Schluss kommen, jetzt die Initiative ergreifen zu wollen und an möglichst konkreten Zielen zu arbeiten.

Was wird sich in Ihrem Leben ändern?

Je stärker die Angstsymptome bei Ihnen ausgeprägt sind und je länger die Angsterkrankung schon vorliegt, umso mehr wird sich durch eine Veränderung der Angstsymptomatik auch Ihr Leben verändern. Nach unserer Erfahrung ändern sich zum Beispiel die Inhalte von Partnerschaften und familiären Beziehungsgestaltungen, wenn sich eine Angstsymptomatik verändert. Dies ist einerseits sicher von allen Beteiligten sehr erwünscht, stellt aber auf der anderen Seite auch an alle neue Anforderungen.

Deshalb ist es bereits am Anfang einer Angstbehandlung wichtig, sich über die Konsequenzen einer Symptomverbesserung Gedanken zu machen und zu realisieren, dass die neu zu gewinnenden Freiheiten und Möglichkeiten auch irgendwie genutzt und ausgefüllt werden wollen. Aus diesem Grund raten wir, dass Sie sich damit beschäftigen, welche Konsequenzen es haben könnte, wenn Ihre

Ängste nachlassen und ob dadurch neue Herausforderungen auf Sie zukämen. Erst dann, wenn Sie sich relativ sicher sind, dass Sie auch die neuen Herausforderungen bewältigen wollen, sollten Sie sich ernsthaft zu einer Veränderung Ihrer Symptome entscheiden. Hilfreich für eine solche Entscheidung ist deshalb, die Vorteile und auch gegebenenfalls die Nachteile einer Symptomverbesserung aufzuschreiben und gegenseitig abzuwägen.

Wenn Sie das tun möchten, können Sie die folgende Tabelle als Anregung oder Vorlage benutzen. Ein mögliches Ergebnis Ihrer Abwägung zwischen den Vorteilen und Herausforderungen einer Änderung kann natürlich auch sein, dass Sie zu geringe Vorteile erkennen und deshalb eine aufwändige Veränderung gar nicht mit voller Kraft anstreben. In diesem Fall ist es für Sie sicherlich wichtig, sich in möglichst vielen Lebensbereichen möglichst souverän und gut zu fühlen. Damit soll es Ihnen möglich sein, die Einschränkungen durch die Angstsymptomatik und das Vermeidungsverhalten möglichst gut kompensieren zu können. In diesem Fall können insbesondere die Anregungen aus dem letzten Kapitel wichtig für Sie sein.

ÜBUNG

Übung 2: Was wird sich in meinem Leben ändern?

Vorteile einer Symptomreduktion	Neue Herausforderungen nach einer Symptomreduktion
Wenn ich das Vermeidungsverhalten aufgebe, kann ich mich wieder selbstständiger in der Stadt bewegen, selbst einkaufen und bin weniger auf andere Menschen angewiesen. Meine Unabhängigkeit von anderen steigt an.	Die Fürsorge des Partners und der Nachbarin ist nicht mehr so stark erforderlich. Meine Beziehung zu diesen beiden für mich wichtigen Personen muss durch andere Inhalte geprägt werden: Ich könnte die Nachbarin fragen, ob Sie mit mir gemeinsam ungefähr einmal in der Woche etwas unternimmt. Mit meinem Partner könnte ich die »Überraschungsübung« (siehe S. 134) ausprobieren und ihm vorschlagen, das im Alltag beizubehalten.

Vorteile einer Symptomreduktion	Neue Herausforderungen nach einer Symptomreduktion
Meine Gedanken werden sich nicht mehr so viel mit mir selbst und mit bedrohlichen Inhalten beschäftigen. Ich werde freier sein für andere Dinge wie zum Beispiel für Bücher und kulturelle Dinge, die mich früher interessiert haben.	Meine Gedanken brauchen neue Inhalte. Ich muss neue Themen und neue Beschäftigungen finden, die mich ausfüllen und zufriedenstellen. Ich könnte mir das Programm der Volkshochschule besorgen, dort suchen, ob mich etwas besonders interessiert und einmal zum »Schnuppern« hingehen.
Gegenüber meinen Freunden und Bekannten werde ich nicht mehr eine Krankenrolle einnehmen. Ich werde von ihnen stärker unter neuen Aspekten wahrgenommen. Mein neuer Volkshochschulkurs bietet Gesprächsstoff; ich werde von meinen Bekannten wieder mit meinen Stärken und Interessen gesehen.	Nach dem Ablegen einer Krankenrolle will ich eine neue Rolle finden, in die ich zuerst hineinwachsen muss. Ich könnte in meiner Beziehung wieder ein gleichberechtigter Partner werden, indem ich neue Anregungen in die Partnerschaft einbringe. Das kann mühsam sein und verlangt neue Fähigkeiten von mir. Ich bin noch gar nicht sicher, ob ich diesen neuen Herausforderungen gewachsen sein werde.

Ergebnis einer Abwägung zwischen den Vorteilen und den neuen Herausforderungen
Der Gedanke an einen Neubeginn ist zunächst verlockend. Ich merke aber, dass ich mich nach dem Überwinden der Angstsymptome und einem Abbau des Vermeidungsverhaltens intensiv mit einem Aufbau eines neuen Lebensgefühls beschäftigen muss. Das wird sicherlich anstrengend werden, weil ich keine richtige Übung mehr darin habe, unbeschwert und unkompliziert zu leben. Wenn ich mir meine Zukunft genau ausmale, entdecke ich, dass ich keinesfalls so wie jetzt weiterleben möchte. Deshalb will ich die Anstrengungen auf mich nehmen und am Abbau des Vermeidungsverhaltens arbeiten. Anschließend möchte ich an meinem neuen Selbstbild arbeiten und wieder das »normale Leben« üben.

Protokollieren Sie Ihr Vermeidungs-verhalten

Die Beeinträchtigung der Lebensqualität hängt meist direkt mit dem Vermeidungsverhalten zusammen. Gelingt der Abbau des Vermeidungsverhaltens, so bessert sich in der Folge fast immer die Angstsymptomatik. Aus diesem Grund steht das Vermeidungsverhalten im Mittelpunkt der Angstbehandlung.

Für viele Betroffene ist es hilfreich, wenn sie ihr eigenes Vermeidungsverhalten möglichst konkret und schriftlich benennen. Dadurch ist es möglich, Veränderungen möglichst gut nachzuvollziehen. Sie sind dann in der Lage, erfolgreiche und weniger erfolgreiche Maßnahmen zu erkennen und Ihren Veränderungsprozess später zu objektivieren.

Für die schriftliche Protokollierung Ihres Vermeidungsverhaltens schlagen wir vor, dass Sie eine Auflistung erstellen, die ungefähr dem Vorschlag auf der folgenden Seite entspricht.

ÜBUNG

Übung 3: Welche Situationen vermeide ich?

Protokollieren Sie bitte entsprechend der folgenden Beispieltabelle, welche Situationen Sie vermeiden, welche Angst dadurch verringert wird und was passiert, wenn das Vermeidungsverhalten nicht gelingt. Notieren Sie sich auch, wie oft das entsprechende Vermeidungsverhalten vorkommt und wie sehr es Ihre Lebensqualität einschränkt.

Ihr Selbsthilfe-Coach

Art der Ver-meidung	Welche Angst wird durch die Vermeidung ver-ringert?	Wie äußert sich die Angst, wenn das Ver-meidungsverhalten nicht gelingt?	Wie häufig kommt das Vermei-dungsver-halten vor?	Wie sehr schränkt das Vermeidungs-verhalten die Le-bensqualität ein? [1] etwas, [5] sehr stark
Ich verlasse meine Woh-nung nicht.	Die Angst, auf einmal umzufal-len, damit Auf-merksamkeit zu erregen und kei-ne Hilfe zu erhal-ten.	Wenn ich meine Wohnung ver-lassen muss, spüre ich schon vorher eine große Aufregung, bin ganz zittrig, habe Gedan-ken, dass mir etwas passieren könnte, dass ich nicht mehr heimkomme.	täglich	5
Ich fahre nicht mit dem Aufzug.	Die Angst, der Aufzug könnte stecken bleiben und ich könnte in dieser Situation keine Hilfe erhal-ten, falls ich sie benötige.	Ich fahre seit 5 Jahren nicht mehr mit dem Aufzug. Ich stel-le mir vor, dass ich vor Angst sterben würde, wenn ich in ei-nem Aufzug sein müsste.	bei Arztbesu-chen, Kauf-häusern (ca. 2-mal pro Woche)	2
Ich gehe nicht unter Leute.	Die Angst, aufzu-fallen. Andere könnten sehen, wie unsicher ich bin, wie ich zitte-re und mich unge-schickt verhalte.	Wenn ich mich beobachtet fühle und unter Menschen bin, schwitze ich stark, fühle mein Zittern und frage mich in Ge-danken dauernd, was die an-deren mir jetzt anmerken könnten und was sie über mich denken.	täglich	4
Ich trinke Alkohol.	Unerträgliche An-spannung, der Körper spielt ver-rückt.	Wenn ich keinen Alkohol trin-ke, wird die Angst unerträglich hoch, ich halte es dann gar nicht aus.	3-mal in der Woche	4
Ich muss mich dauernd mit etwas be-schäftigen und kann kei-ne Ruhe zu-lassen.	Gedanken, dass mir oder anderen etwas passieren könnte.	Wenn ich unbeschäftigt und nicht abgelenkt bin, höre ich in mich hinein und habe schlimme Gedanken.	abends	3
Ich vermeide es, alleine zu sein.	Es könnte mir et-was passieren, und niemand ist da, der mit helfen könnte.	Wenn ich (vor allem abends) alleine bin, ist es für mich un-erträglich. Ich habe dauernd Angst, dass mir etwas passie-ren könnte.	2-mal in der Woche	4

So eine Aufstellung erleichtert es Ihnen, im weiteren Verlauf Ihre Veränderungsziele zu formulieren. Häufig ist es sinnvoll, als konkrete Veränderungsziele den Abbau des entsprechenden Vermeidungs-verhaltens zu planen. Für jedes Vermeidungsverhalten können Sie eigene Übungen vorsehen.

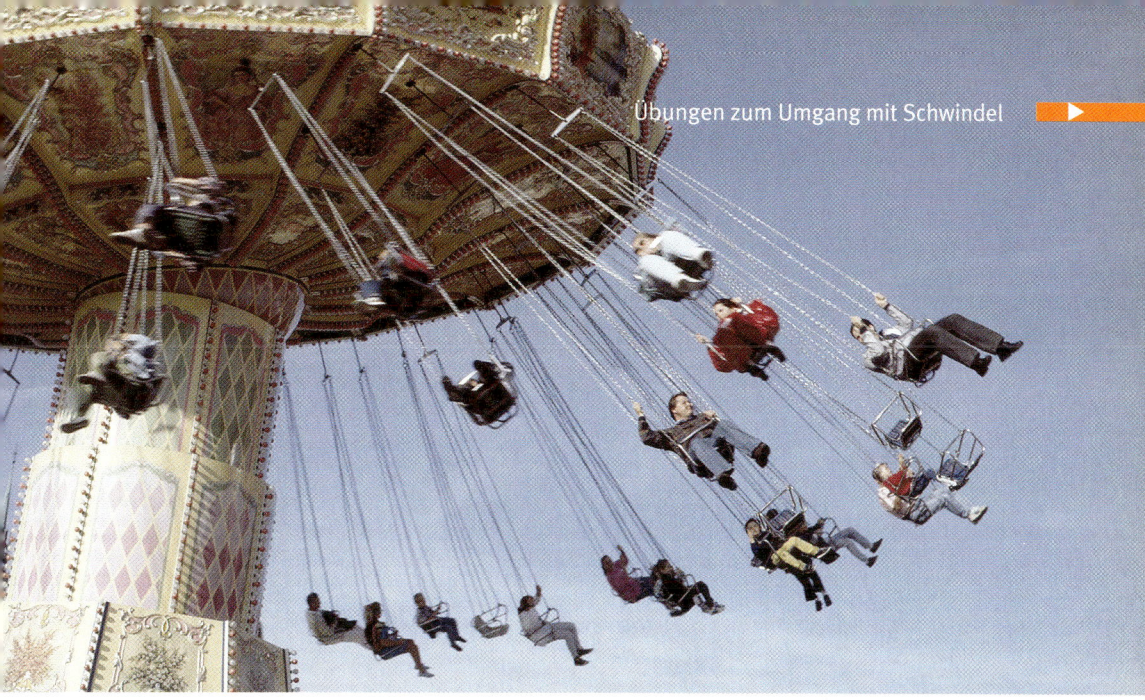

Übungen zum Umgang mit Schwindel

Viele unter Ängsten leidende Menschen erleben in ihrem Alltag ausgeprägte Schwindelgefühle mit dem Gefühl, das Gleichgewicht zu verlieren und zu stürzen. Aus diesem Grund gehen wir an dieser Stelle kurz auf diese Besonderheit der Angstsymptomatik ein.

Wenn neurologische Ursachen für Schwindelgefühle ausgeschlossen wurden, verstehen wir Schwindel häufig als eine Symptomatik im Rahmen der Angst. In diesem Fall empfehlen sich spezielle Übungen, um Vermeidungsverhalten zu reduzieren, das mit dem Schwindel verbunden ist. Jemand, der beispielsweise trotz guter Beweglichkeit ständig einen Stock oder Regenschirm mit sich führt, um das Gleichgewicht nicht zu verlieren, hat das Benutzen des Stockes als Vermeidungsverhalten entwickelt. Andere Formen des Vermeidungsverhaltens sind: sofern möglich, direkt an einer

Wand oder einer anderen Haltemöglichkeit entlang gehen, jede sich bietende Sitzmöglichkeit nutzen, bei der Auswahl der Sitzgelegenheiten »Halt gebende Sitze« (wie z. B. Stühle mit Armlehnen) bevorzugen, Aufstehen vermeiden.

Sind bei Ihnen solche Symptome vorhanden, ist es sinnvoll, gezielte Übungen einzusetzen. Diese Übungen können das ganz bewusste Provozieren des Schwindelgefühls beinhalten, beispielsweise durch Drehen auf einem Drehstuhl, Verzicht auf den Stock oder Regenschirm, Stehen in öffentlichen Verkehrsmitteln. Die Übungen können nach dem im Folgenden beschriebenen allgemeinen Vorgehen absolviert werden.

In den Bauch atmen

Tipp

Eine Normalisierung der Atmung, gerade auch in »kritischen Situationen« kann für Betroffene eine gute Vorübung sein. Hierzu ist es hilfreich, zunächst eine Wahrnehmung für die »falsche« Atmung (die Brustatmung) zu entwickeln und die richtige Atmung (die Bauchatmung) in allen möglichen Situationen zu trainieren.

Schwindelgefühle können auch die Folge einer unnatürlichen Atmung sein. Viele Menschen mit einer Angsterkrankung haben sich ein Atemmuster angewöhnt, das hauptsächlich aus Brustatmung und kaum aus Bauchatmung besteht. Die eigentliche Atemmuskulatur ist das Zwerchfell, das im Rahmen der Bauchatmung aktiviert wird. Leider haben heutzutage viele Menschen verinnerlicht, den Bauch »einzuziehen« und somit die Bauchatmung zu unterdrücken. Das wird dann ausgeglichen durch eine verstärkte Atmung mit Hilfe der Atemhilfsmuskulatur, also durch die Brustatmung. Diese ist daran zu erkennen, dass sich der Brustkorb und die Schultern mit der Atmung heben und senken, während der Bauch relativ unverändert bleibt. Die Brustatmung fördert ein schnelles und oberflächliches Atemmuster und führt unter Umständen dazu, dass viel Kohlendioxid abgeatmet wird. Das wiederum führt zu Veränderungen der Blutgase und zu einem Provozieren von Angstsymptomen. Das Wahrnehmen von Angst führt wiederum zu einer schnelleren Atmung, so dass sich im Sinne eines Teufelskreises das ungünstige Atemmuster weiter aufschaukelt.

Übung 4: Schwindel provozieren und ertragen

Im Sinne der Expositionsbehandlung kann es durchaus wichtig sein, den Schwindel zu provozieren und das Ertragen des Schwindels zu lernen. Hierfür eignen sich drei verschiedene Arten von Übungen:

Drehstuhl

Setzen Sie sich auf einen Drehstuhl und drehen Sie sich für einige Zeit oder lassen sich drehen. Setzen Sie die Drehung so lange fort, bis Sie Schwindel empfinden. Lenken Sie sich nicht ab, sondern konzentrieren Sie sich auf den Schwindel. Spüren Sie ihm nach und warten Sie ab, bis er sich abschwächt. Machen Sie sich bewusst, dass der Schwindel nachlässt und von alleine vergeht!

Wie bei allen Übungen können Sie den Lerneffekt dieser Übung erhöhen, indem Sie sie mehrmals durchführen (zum Beispiel zwei Wochen lang täglich).

Hyperventilation

Wie oben geschildert, kann eine falsche Atmung zu einem Schwindelgefühl führen. Im Sinn einer Expositionsübung können Sie nun für zwei bis drei Minuten schnell atmen (hyperventilieren). Sie sollten ungefähr alle zwei bis drei Sekunden einen Atemzug machen. Nach kurzer Zeit wird sich ein Schwindel einstellen, den Sie auch wieder ertragen und beobachten können. Lenken Sie sich nicht ab, sondern beobachten Sie, wie sich der Schwindel anfühlt und wie er von alleine wieder vergeht!

Verzicht auf Schwindelhilfen

Die dritte Schwindelübung betrifft den Verzicht auf Hilfen, sofern Sie auf den Schwindel bezogene Hilfen im Alltag einsetzen. Typische Schwindelhilfen können sein:

▌ Vermeiden von freiem Stehen durch Anlehnen, Sitzen, Festklammern.
▌ Ständiges Nutzen eines Schirmes oder Stockes beim Gehen.
▌ Den Untergrund und Wände stets fest im Visier haben, um stets zu wissen, wo Haltungssicherheit verbessert werden kann.

Entdecken Sie bei sich, dass Sie häufig solche Schwindelhilfen einsetzen, versuchen Sie einmal, einen ganzen Tag bewusst auf jede Schwindelhilfe zu verzichten. Wählen Sie dafür zunächst einen besonderen Tag (z. B. Sonntag oder Urlaubstag) aus, um unbelasteter probieren zu können.

Gehen Sie bei dieser Übung bewusst das »Risiko« ein, dass Sie Schwindel empfinden, eventuell sogar wanken und (was sehr unwahrscheinlich ist), dass Sie stürzen.

Bewerten Sie am Abend ausführlich, ob Ihre schlimmsten Befürchtungen eingetreten sind oder nicht.

Wenn Sie diese Übungen durchgeführt und mehrmals wiederholt haben, wird die schlimme Bedeutung des Schwindels abnehmen, Sie werden ihn besser ertragen, sich weniger ängstigen lassen und im Laufe der Zeit tatsächlich weniger Schwindel verspüren!

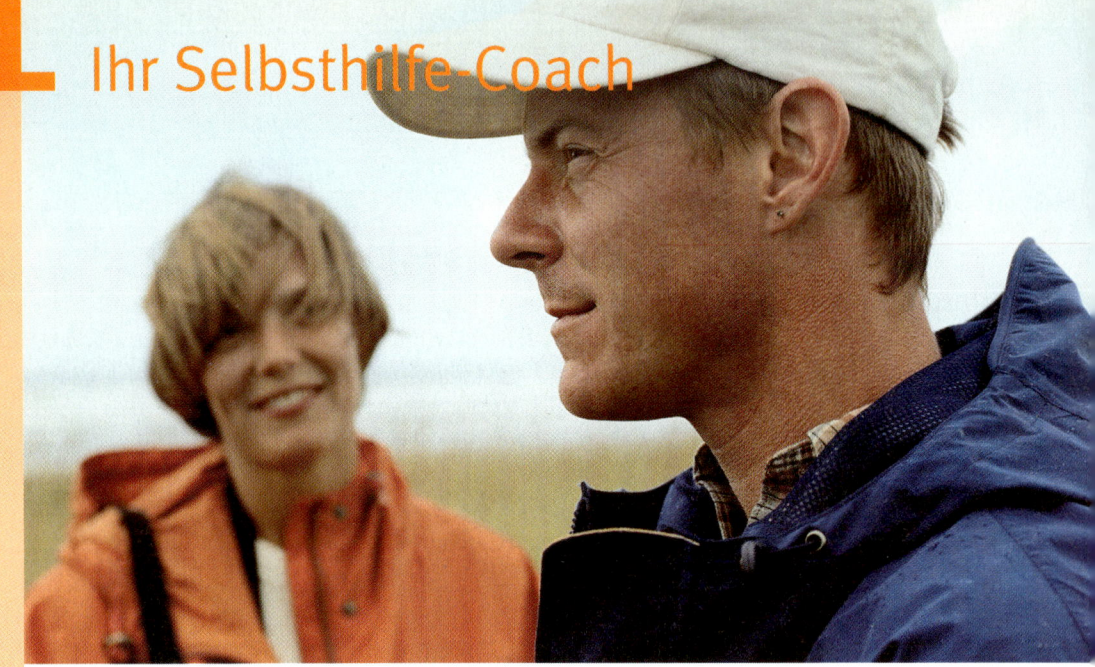

So funktionieren die Übungen

Zunächst stellt sich die Frage, mit welcher Situation Ihres Vermeidungsverhaltens Sie beginnen wollen. Im zweiten Schritt können Sie sich entscheiden, ob Sie »von unten nach oben« arbeiten, d. h. mit eher leichten Übungen beginnen und dann schrittweise zu schwereren Übungen übergehen wollen. Wegen des schrittweisen Vorgehens wird diese Methode auch die »graduierte Exposition« genannt.

Die Alternative ist, gleich mit relativ schweren Übungen zu beginnen und diese einige Male zu wiederholen, bis Sie richtig erfolgreich sind. Diese Methode ist die »massierte Exposition« oder in ihrer Extremform die Reizüberflutung (»flooding«).

Leicht oder schwierig beginnen?

Der Vorteil des Vorgehens »von unten nach oben« (bzw. der graduierten Exposition) ist, dass Sie die Schwierigkeit kontrollieren können und im günstigen Fall kontinuierlich kleine Erfolge erleben. Diese Erfolge motivieren dann zu den nächsten Schritten, bis Sie dann zunehmend geübter darin werden, die neuen Situationen in Angriff zu nehmen. Diese Art des Vorgehens erfordert jedoch eine große Konsequenz und einen etwas längeren Atem. Einige Betroffene erfahren bei diesem Vorgehen nicht nur Erfolge und fühlen sich deshalb auch immer wieder enttäuscht und werden dann zurückgeworfen.

Die massierte Exposition hat vor allem den Nachteil, dass der Einstieg sehr schwierig und kaum umsetzbar erscheint und schon beim Vorstellen der Eindruck entsteht, es nicht schaffen zu können. Auf der anderen Seite hat sich sowohl in wissenschaftlichen Untersuchungen als auch in unserer eigenen Therapiepraxis gezeigt, dass für viele Betroffene die massierte Exposition die wirksamere Methode und, langfristig betrachtet, auch der einfachere Weg ist. Betroffene, die sich zur massierten Exposition entschlossen haben, berichten fast immer, dass sie sich nach der ersten Übung zwar sehr erschöpft und müde fühlen, gleichzeitig aber auch richtig stolz auf sich sind, weil sie etwas geschafft haben, an das sie schon lange nicht mehr geglaubt haben. Hat jemand die Erfahrung gemacht, dass die schwierige Übung letzten Endes doch ganz gut gelang und es zu keinem Schaden gekommen ist, fallen auch die übrigen, leichteren Übungen weniger schwer. Unsere Erfahrung ist, dass nicht wenige Betroffene am ersten Tag nach der ersten schwierigen Übung »freiwillig« und ungeplant noch eine weitere Übung durchführten, um dieses »gute Gefühl«, das sich beim Erfolg eingestellt hat, zu nutzen und sich selbst auszuprobieren.

Tipp

Die massierte Exposition führt bei richtiger Anwendung zu einer deutlich schnelleren Veränderung des Vermeidungsverhaltens als die graduierte Exposition und damit auch zu einer viel schnelleren Beeinflussung der Angstsymptomatik.

Letzten Endes müssen Sie selbst entscheiden, welches für Sie der richtige Weg ist. Malen Sie sich beide Vorgehensweisen konkret aus und schätzen Sie für sich ein, welches Vorgehen Ihnen in Ihrem bisherigen Leben am meisten geholfen hat. Grundsätzlich empfehlen wir, jene Fähigkeiten zu aktivieren, die sich bisher bewährt haben. Und das kann bei jedem Menschen eine andere sein. Es liegt in der Natur der Sache, dass die massierte Exposition am Anfang die intensivere, aufwändigere und schwieriger durchzuführende Methode ist. Daher ist es sicherlich sinnvoll, das individuelle Vorgehen im Rahmen einer laufenden Psychotherapie im Detail zu planen und vielleicht gemeinsam mit Ihrer Psychotherapeutin oder Ihrem Psychotherapeuten durchzuführen.

Erstellen Sie Ihre persönliche Angstliste

Die Grundlage für die weiteren Übungen bildet nun Ihre Liste der Angst auslösenden Situationen. Auf dieser Liste sollten Sie bis zu 10 Situationen vermerken, die Sie der Intensität nach ordnen. Diese Liste beinhaltet ein subjektives Maß, mit dem Sie selbst die jeweilige Angst einstufen: Ihr »Angstthermometer«. Es reicht von 0 bis 100. Der Wert »0« drückt aus, dass Sie sich richtig gut, entspannt und ganz und gar angstfrei fühlen. Der Wert »100« kennzeichnet die maximal mögliche Angst, also regelrechte Todesangst. Mit diesem Maß können Sie bei der Planung von Übungen einschätzen, wie groß die Angst voraussichtlich sein wird. Während der Übung können Sie mit diesem Maß angeben und protokollieren, wie stark Sie die Angst aktuell tatsächlich empfinden.

Anhand der Angstliste können die beiden Übungsmethoden, die graduierte und die massierte Exposition, verdeutlicht werden. Im Vorgehen der graduierten Exposition

ÜBUNG

Übung 5: Meine persönliche Liste Angst auslösender Situationen

Angst-stufe 1–10	Angst auslösende Situation	Angstthermometer [100] maximale Angst, [0] gar keine Angst
1	Die Wohnung kurz verlassen (kürzer als 5 Minuten, weniger als 100 Meter).	15
2	Mit Begleitung des Partners zum Supermarkt in 300 Meter Entfernung gehen, ohne den Supermarkt zu betreten.	20
3	In Begleitung des Partners den Supermarkt betreten und einkaufen, wenn weniger als 5 andere Menschen im Supermarkt sind und sich keine Schlange an der Kasse bildet.	30
4	In Begleitung des Partners im mindestens halb vollen Supermarkt einkaufen.	40
5	Alleine zum 300 Meter entfernten Supermarkt gehen und alleine im eher leeren Supermarkt einkaufen.	50
6	Alleine zum 300 Meter entfernten Supermarkt gehen und alleine im vollen Supermarkt bei Schlangenbildung an der Kasse einkaufen.	60
7	In Begleitung des Partners Straßenbahn oder Linienbus fahren (ohne Tunnel).	70
8	Alleine Straßenbahn ohne Tunnel oder mit Partner Straßenbahn im Tunnel fahren.	80
9	Alleine in die Stadt fahren und in ein Kaufhaus (Erdgeschoss) gehen.	90
10	Alleine in die Stadt fahren, mit dem Aufzug in ein Obergeschoss eines Kaufhauses fahren und dort längere Zeit verweilen.	100

wird zunächst die leichteste Situation geübt und so lange wiederholt, bis sie gut beherrscht wird und bis in der Situation keine wesentliche Angst mehr entsteht. Erst dann wird die nächst schwierige Übung geplant und durchgeführt. Bei der massierten Exposition beginnt man üblicherweise nach entsprechender Vorbereitung mit der Situation der Stufe 8, die man wiederholt erlebt und dann zu den beiden schwierigeren Situationen gelangt. Erst dann werden die leichteren Situationen aufgesucht, was kaum mehr Übungscharakter hat, sondern nur noch bestätigt, dass sich der eigene Spielraum erheblich erweitert hat.

An einem Beispiel wollen wir eine Übung konkretisieren. Diese Übung kommt bei vielen unserer Therapien zur Anwendung und ist für viele Patientinnen und Patienten eine gute Einstiegsübung. Es handelt sich um eine Turmbesteigung. Türme stellen für Menschen, die unter einer Agoraphobie leiden, häufig eine Herausforderung dar. Die Höhe und die eingeschränkte Fluchtmöglichkeit werden als bedrohlich empfunden. Außerdem treten bei der Besteigung eines Turmes in einer Wendeltreppe häufig Schwindelsymptome auf und das Herz-Kreislauf-System ist durch die körperliche Anstrengung gefordert. Sie sehen: Die Turmübung provoziert viele Angstsymptome und stellt daher eine ausgezeichnete Möglichkeit dar, zu lernen, sich an die auftretenden Angstsymptome zu gewöhnen, eine Routine im Umgang mit ihnen zu entwickeln und von dieser Übung für andere Übungen zu lernen. Ein weiterer Vorteil der Turmübung ist, dass praktisch alle Menschen bei dieser Übung eine Gewöhnung an die Situation erfahren und somit das Ziel der Übung erreichen können. Sie müssen nur einkalkulieren, dass Sie eventuell bis zu einer Stunde auf dem Turm stehen müssen.

Alle Übungen zur Veränderung des Vermeidungsverhaltens laufen im Prinzip nach dem gleichen Muster ab. Egal, ob Sie sich für die graduierte oder die massierte Exposition entscheiden.

ÜBUNG

Übung 6: Einen Turm besteigen

Suchen Sie einen Turm in Ihrer Umgebung, der zu Fuß bestiegen wird und eine Mindesthöhe von 10 Metern hat.

Nehmen Sie sich einen festen Termin für die Übung vor, den Sie ähnlich wie einen Arzt- oder Behördentermin einplanen. Er sollte nicht allzu fern sein. Sehen Sie genügend viel Zeit vor, am besten für die Übung selbst etwa zwei Stunden und anschließend weitere zwei Stunden für die Nachbereitung. Sicher ist es sinnvoll, wenn Sie eine Begleitung haben, die in die Übung eingeweiht ist. Die Begleitung soll weniger zu Ihrer Beruhigung dienen, sondern Ihnen helfen, sich an den genauen Ablauf zu halten.

Verzichten Sie auf Vermeidungsstrategien. Nehmen Sie keine »Notfallmedikamente« mit, sondern verlassen Sie sich auf Ihren Körper und seine Regulationsmöglichkeiten. Machen Sie sich klar, dass das Ziel ist, die Angstsymptome hervorzurufen und sogar noch zu steigern. Registrieren Sie die Angstsymptome, Ihre Gedanken, Gefühle und körperlichen Empfindungen. Versuchen Sie, unter Anerkennung und Wahrnehmung der Angst bis ganz nach oben zu gehen und sich auch keine falsche Sicherheit vorzumachen. Wenn Sie oben sind, schauen Sie bewusst nach unten, lehnen Sie sich etwas über die Turmbrüstung und steigern somit die Angst noch weiter. Natürlich dürfen Sie dabei keine objektive Gefahr provozieren. Fahren Sie mit dem Betrachten der Welt unter Ihnen so lange fort, bis sich Ihr Körper an diese Situation gewöhnt hat. Dies geschieht in der überwiegenden Mehrzahl der Fälle innerhalb einer viertel bis halben Stunde. So lange allerdings benötigen Sie schon! Wenden Sie immer wieder das Angstthermometer an. Wenn dieses über mehrere Minuten den Wert 30 unterschritten hat, ist das ein Zeichen dafür, dass Sie eine gute Gewöhnung an die Situation erreicht haben.

Nach einer einige Minuten anhaltenden Gewöhnung haben Sie das eigentliche Ziel der Übung erreicht. Seien Sie ruhig stolz auf sich und genießen Sie die neue Erfahrung! Erst dann sollten Sie den Rückweg antreten. Und: Vergessen Sie die Belohnung nicht!

Zeichnen Sie nach der Übung die Angstkurve aus Ihrer Erinnerung auf und bewahren Sie diese zum späteren Vergleich auf.

Eine erfolgreiche Übung ist der wichtige Einstieg in die Neuerfahrung. Um diese neue Erfahrung fest zu verankern und das alte Angstgedächtnis mit diesen Neuerfahrungen zu überschreiben, ist es notwendig, diese Erfahrung mehrfach zu durchlaufen. Wiederholen Sie deshalb die Übung oder Teile davon immer wieder und versuchen Sie, durch Ihre eigene Kreativität die Übung zu variieren, um den Körper immer mehr mit unterschiedlichen Abläufen dieser Übung vertraut zu machen.

Ihr Selbsthilfe-Coach

Regeln für die Durchführung der Angstübungen

Wenn Sie sich zur Durchführung von Angstübungen entscheiden, ist es wichtig, dass Sie sich an die folgenden Regeln halten und diese Regeln recht gut »verinnerlichen«.

Verhalten während der Übung: Ihr Ziel ist es, während der Übung die Angst zu steigern und die Angst zu ertragen, bis sich Ihr Körper an die Situation gewöhnt hat und die Angst durch diese Gewöhnung nachlässt. Eine Übung ist nicht erfolgreich, wenn es Ihnen durch Ablenkung oder Beruhigung gelingt, »die Nerven zu behalten«. Ablenkung, Beruhigung, das Mitführen von Beruhigungsmedikamenten, einem Handy etc. sind ebenfalls Vermeidungsstrategien und helfen häufig nur kurzfristig. Dauerhaft hilfreich ist es, auf diese Vermeidungsstrategien zu verzichten.

Beendigung der Übung: Eine Übung ist dann beendet, wenn die Angst nach dem Angstthermometer für eine längere Zeit (üblicherweise z. B. 5 Minuten) deutlich nachgelassen hat und höchstens die Hälfte des Angstwerts zu Beginn der Übung aufweist.

Belohnung für das Ertragen der Angst: Belohnen Sie sich mit Ihren Gedanken und Ihren Selbstkommentierungen für das Ertragen der Angst. Eine Übung ist nicht dann gut gelaufen, wenn Sie gar keine Angst verspürt haben. Sie ist dann gut verlaufen, wenn die Angst anfänglich groß war und sich im Laufe der Zeit abgeschwächt hat. Lassen Sie ruhig den Stolz zu, der sich beim Erleben erfolgreicher Übungen einstellen kann und genießen Sie dieses Gefühl!

Lenkung der Aufmerksamkeit: Lenken Sie Ihre Aufmerksamkeit bewusst auf die »Gefahren«. Nicht die Ablenkung hilft Ihnen langfristig, sondern das Gewöhnen des Körpers an die vermeintlichen Gefahren. Das Prinzip der Therapie ist die Erfahrung der Gewöhnung. Ablenkung hilft nur kurzfristig, nicht langfristig. Beachten Sie am Anfang der Übung konkret die Angstsymptome, z.B. den schnellen Herzschlag, das Zittern und Schwitzen. Registrieren Sie dann auch bewusst die Veränderung dieser Symptome, deren Intensivierung und deren Nachlassen. »Messen« Sie immer wieder die Angst durch Anwendung des Angstthermometers.

Übung 7: Protokollieren Sie Ihre Angstkurve

Während oder unmittelbar nach der Übung können Sie die Angstkurve Ihres Angstthermometers bestimmen und mit Hilfe dieser Kurve nachvollziehen, ob sich eine Gewöhnung an die Situation eingestellt hat und wie diese verlaufen ist. Wenn Sie die Angstkurve systematisch erstellen und zwischen den Übungen vergleichen wollen, bietet sich an, ein einheitliches Schema zu verwenden:

oder weniger schnellen Nachlassen der Angst, der Gewöhnung. Ihr Körper wird trainiert, sich an die bedrohliche Situation anzupassen, sich daran zu gewöhnen und zu lernen, dass die Situation gar nicht wirklich bedrohlich ist.

Anhand Ihrer persönlichen Angstkurve erkennen Sie, ob Sie die Übungen richtig durchführen.

Die Angstkurven verdeutlichen Ihnen relativ schnell, ob die Übung richtig oder falsch verlaufen ist. Eine gut verlaufene Übung führt zu einem deutlichen anfänglichen Angstanstieg, einem Verharren der Angst auf hohem Niveau und dann zu einem mehr

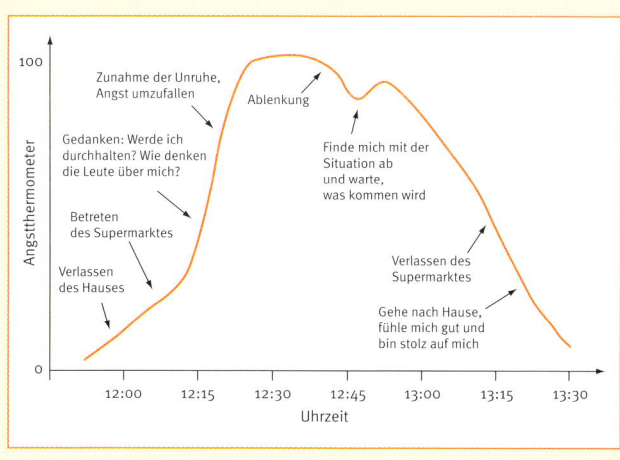

Ihr Selbsthilfe-Coach

Wie schnell tritt die Gewöhnung ein?

Die Geschwindigkeit der Gewöhnung kann sich von Mensch zu Mensch und Situation zu Situation deutlich unterscheiden. Es kann Situationen geben, in denen die Gewöhnung deutlich mehr als eine oder sogar zwei Stunden benötigt. Wichtig ist, dass Sie die Gewöhnung abwarten, bevor Sie die Situation verlassen. Verlassen Sie die Situation vor dem Eintreten der Gewöhnung, hat Ihr Körper wieder die falschen Zusammenhänge gelernt und das Verlassen (Vermeiden) als die einzige Bewältigungsmöglichkeit bestätigt.

Außer dem Protokollieren der Angstkurve bietet sich auch an, dass Sie nach spürbaren Veränderungen auch Ihr Vermeidungsverhalten anhand des Selbsttests auf S. 97 erneut protokollieren und in diesem Protokoll die möglichen Veränderungen festhalten und sich noch einmal selbst vor Augen führen.

Loben Sie sich für erfolgreiche Übungen!

Vergessen Sie nicht, sich für erfolgreiche Übungen bewusst zu loben, Stolz zuzulassen und das Erreichte auf Ihre eigenen Fähigkeiten zurückzuführen. Auf diese Weise trainieren Sie, Ihre Selbstwirksamkeitserwartung zu steigern. Dies ist wiederum die wichtigste Voraussetzung für ein Überwinden von beeinträchtigenden Symptomen.

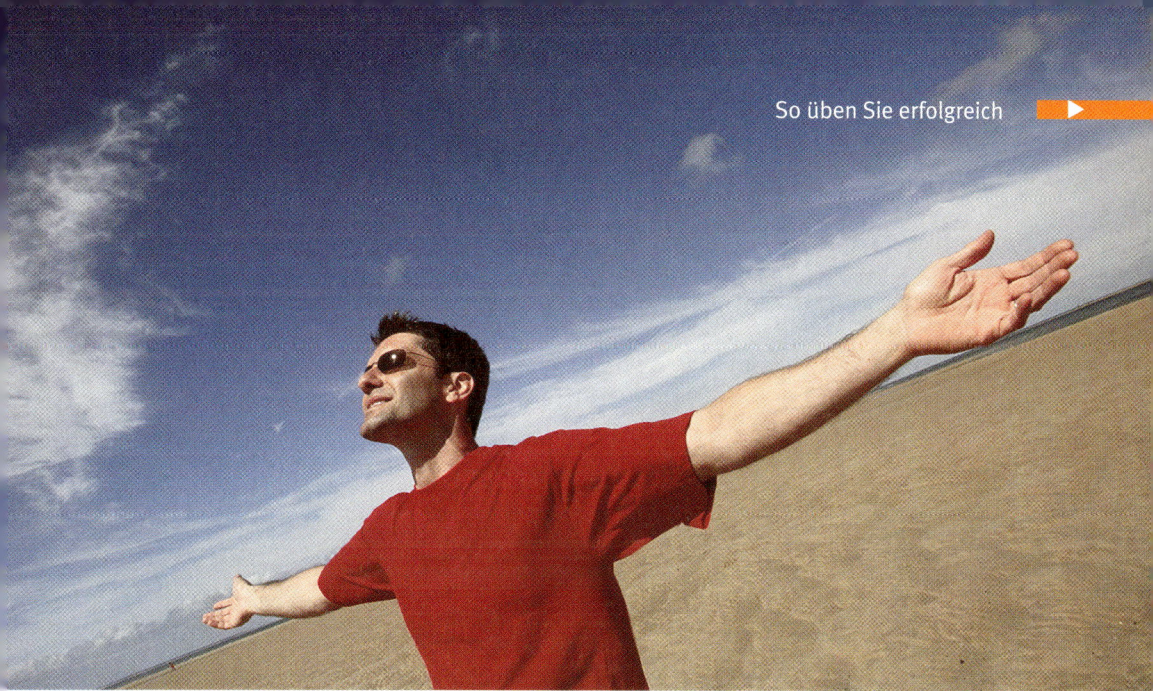

So üben Sie erfolgreich

Das Ziel der Übungen ist, dass Ihr Körper die jeweiligen Situationen nicht mehr mit Gefahr und Bedrohung assoziiert. Hierzu ist es wichtig, die Erfahrung der Gewöhnung an die jeweilige Situation mehrere Male zu wiederholen. Ihr Körper muss umlernen, was er in vielen Malen und häufig im Zeitraum vieler Jahre gelernt hat. Hierzu ist es in aller Regel nicht ausreichend, eine Übung nur einmal zu machen und dann darauf zu vertrauen, dass das Umlernen bereits stattgefunden hat. Erst wenn Sie eine gewisse Routine im Umgang mit der früher gefürchteten Situation entwickelt haben, können Sie sich unbeschwert und angstfrei in dieser Situation bewegen.

Ihr Selbsthilfe-Coach

Übung 8: Wiederholen – so entwickeln Sie Routine

Um Routine zu entwickeln, ist es hilfreich, die jeweilige Situation mehrere Male aufzusuchen und die Schwierigkeit in der Situation sogar noch zu steigern. Erst dann, wenn es Ihnen gelingt, die Situation ohne wesentliche Angst aufzusuchen und in ihr ohne wesentliche Angst zu verharren, ist das eigentliche Ziel der jeweiligen Übung erreicht. Wichtig ist, dass Sie zwischen den Übungen nicht wieder in alte Verhaltensmuster verfallen und damit Ihren Körper wieder das alte Muster lernen lassen. Deshalb empfiehlt es sich, die Übungen in einer kurzen Zeit (z. B. in ein oder zwei Wochen) intensiv zu wiederholen, so dass Sie quasi in einem Intensivtraining das Umlernen forcieren.

Ganz besonders gut verlaufen die Übungen, wenn sich bei Ihnen eine gewisse Neugier einstellt und Sie sich fragen: »Jetzt bin ich gespannt, ob ich auch mit der nächsten Situation gut umgehen kann!« Oder: »Ich bin gespannt, wie es das nächste Mal funktionieren wird.«

Überhaupt ist eine solch neugierige Einstellung auch während der Übungen äußerst hilfreich. Sie können sich zum Beispiel in einer Übung fragen: »Ich lasse mich jetzt einmal von meinem Körper überraschen und sehe, welche Symptome er mir heute bieten wird.«

An dieser Stelle betonen wir noch einmal das eigentliche Ziel der Übungen, das auch bei den Wiederholungen wichtig ist:

▐ Sie können mit den Übungen lernen, die Angst und die aufkommende Symptomatik zu ertragen.

▐ Das Ziel ist nicht, sofortige Angstfreiheit zu erleben.

▐ Die Angstfreiheit stellt sich im Laufe der Übungen und deren Wiederholung ein, sie ist aber nicht sofort wünschenswert.

▐ Also: Belohnen Sie sich für das Aushalten und Ertragen der Situation und warten Sie die Gewöhnung an die Situation ab.

Setzen Sie sich realistische Übungsziele

Wenn Sie wiederholt Schwierigkeiten damit haben, die ganze Übung zu absolvieren, kann es hilfreich sein, zum schrittweisen Vorgehen (»graduierte Exposition«) zu wechseln und sich zunächst einfachere Übungsziele vorzunehmen. Allerdings ist es dann umso wichtiger, dass Sie diese einfacheren Ziele so häufig wie möglich zu erreichen versuchen, damit Ihr Körper Routine bekommt.

Ihr Ziel, wieder Straßenbahn zu fahren, können Sie mit einer Vorübung vorbereiten, indem Sie mehrere Male am Tag zur Haltestelle gehen, dort den ein- und aussteigenden Menschen zuschauen und sich zunächst einfach an die Situation an der Haltestelle gewöhnen. Diese Übung ist vor allem dann sinnvoll, wenn bereits der Aufenthalt an der Haltestelle mit Unruhe und Angst verbunden ist. Dann könnten Sie den Aufenthalt an der Haltestelle als eigenständige Übung planen und sich an die Situation gewöhnen. Gelingt Ihnen das zuverlässig, ist die nächste Übung beispielsweise das Einsteigen und Fahren bis zur nächsten Haltestelle. Auch wenn Sie in der kurzen Fahrzeit wahrscheinlich keine Gewöhnung erreichen, so gewinnen Sie doch zunehmend Routine im Ein- und Aussteigen und bereiten sich immer besser auf das Fahren einer größeren Strecke vor.

In den meisten Fällen ist es realistisch, eine von Übung zu Übung zunehmende Routine und Gewöhnung zu erwarten. Dass mit einer einzigen massierten Übung bereits die gesamte Angstsymptomatik verschwindet, ist dagegen nicht zu erwarten. Deshalb ist es gut, das gesamte Programm als ein regelrechtes Training zu verstehen, in dessen Verlauf der Körper etwas Neues lernt. Das Üben von Situationen und die Gewöhnung daran lassen sich durchaus mit einem Sporttraining vergleichen. In vielen Übungsstunden lernen Sie neue Bewegungsabläufe, werden von Mal zu Mal sicherer, das Neue wird immer vertrauter und läuft zunehmend automatisiert ab.

Welche Fehler können passieren?

Bei den Übungen kann man im Wesentlichen drei Fehler machen, die wir im Folgenden genauer beschreiben, damit Sie davor gewappnet sind.

Die Übung wird beendet, bevor die »richtige« Gewöhnung eingetreten ist

Wir haben häufiger darauf hingewiesen, dass unterschiedlich viel Zeit bis zum Eintreten der Gewöhnung verstreicht. Folgendes Gedankenexperiment soll das verdeutlichen: Herr S. verweilt als Übung in einem hohen Stockwerk eines Kaufhauses und empfindet hierbei Angst, weil keine schnelle Fluchtmöglichkeit besteht. Außerdem denkt Herr S., dass sein Verhalten den anderen Menschen auffallen könnte und diese sich komische Gedanken über ihn machen könnten. Die Angst wird in den folgenden 30 Minuten nicht weniger. Schafft Herr S. es trotz dieser Erfahrung, weiter in der Situation zu verbleiben, wird sich irgendwann zwangsläufig trotz der Angst und Anspannung eine gewisse Müdigkeit einstellen. Spätestens nach einigen Stunden. Mit der Müdigkeit wird auch eine gewisse Langeweile auftreten. Genau diese Gefühle der Müdigkeit und der Langeweile sind gute Anzeichen der beginnenden Gewöhnung. Das Eintreten der Gewöhnung ist nur eine Frage der Zeit, sie kommt von alleine, und sie kommt auf jeden Fall. Wichtig ist es, ihr die Zeit einzuräumen, die sie braucht.

Tipp

Gehen Sie nicht mit der Erwartung in eine Übung, dass alles schon nach 10 Minuten erledigt sein wird. Das wird praktisch nie der Fall sein. Wenn Sie schon innerhalb von 10 Minuten keine Angst mehr spüren, haben Sie wahrscheinlich irgendein altes oder neues Vermeidungsverhalten angewandt.

Beenden Sie die Übung niemals, bevor die Gewöhnung eingetreten ist. Machen Sie sich klar, dass selbst der schlimmste anzunehmende Fall keine Katastrophe ist. Selbst wenn Sie im obigen Beispiel von einem Verkäufer angesprochen werden, können Sie Ihre Anwesenheit irgendwie begründen. Und sollten Sie je wirklich umfallen (was wir in unserer therapeutischen Tätigkeit in Angstübungen nie erfahren haben!), so wäre auch das wahrscheinlich keine Katastrophe. Irgendjemand würde sich um Sie kümmern und Sie hätten eine neue Erfahrung gemacht, nämlich die, dass es Sie nicht umbringt, wenn andere Menschen auf Sie aufmerksam werden und Ihnen helfen möchten. Es wäre vielleicht unangenehm für Sie, aber keinesfalls wirklich schädigend!

Während der Übung werden Ablenkungs- und andere Vermeidungsstrategien eingesetzt

Manche Betroffene wenden während der Übungen Meditations-, Entspannungs- und Ablenkungstechniken an. Sie erfahren dann häufig, dass die Anspannung nachlässt. Allerdings gehen die Anspannung und die Angst häufig nicht ganz zurück, sondern werden nur schwächer. Nach dem Beenden der Ablenkung, Meditation oder Entspannung tritt häufig wieder das ursprüngliche Anspannungs- und Angstniveau auf. Der Körper hat in einem solchen Fall gelernt, dass die Ablenkung (als eine Vermeidungsstrategie) die Angst abschwächt. Er hat dann aber das eigentliche Ziel nicht gelernt, nämlich dass eine Gewöhnung an die Situation ohne weitere Vermeidungsstrategien stattfindet. Prüfen Sie deshalb genau, welche Vermeidungsstrategien Sie (vielleicht ohne es zu wissen) einsetzen. Typische Vermeidungsstrategien sind neben Ablenkung, Meditation, Entspannung: Mitführen von Beruhigungsmedikamenten, Handy, den nächsten Notausgang fest im Auge halten, an etwas Schönes denken.

Tipp

Richtig ist es, sich auf die Situation zu konzentrieren, sie auf sich wirken zu lassen, einen Anstieg der Angst in Kauf zu nehmen und sogar zu provozieren und die neugierige Haltung einzunehmen.

Übungen sind schlecht vorbereitet

Eine schlechte Vorbereitung bezieht sich hauptsächlich auf die eingeplante Zeit. Es ist hilfreich, wenn Sie für eine Übung möglichst viel Zeit vorsehen, so dass Sie bei längerer Nicht-Gewöhnung noch genügend Zeitreserve haben.

Weiter ist es hilfreich, eine Möglichkeit zu haben, sich nach der Übung etwas Gutes zu gönnen. Achten Sie darauf, dass Sie nach der Übung genügend Selbstfürsorge walten lassen!

Wenn Sie vor der Übung den ganzen Ablauf bereits in Gedanken durchgehen oder sogar mehrere Male durchgehen, dient das auch schon der Entwicklung von Routine und unterstützt Sie damit bei der Übung.

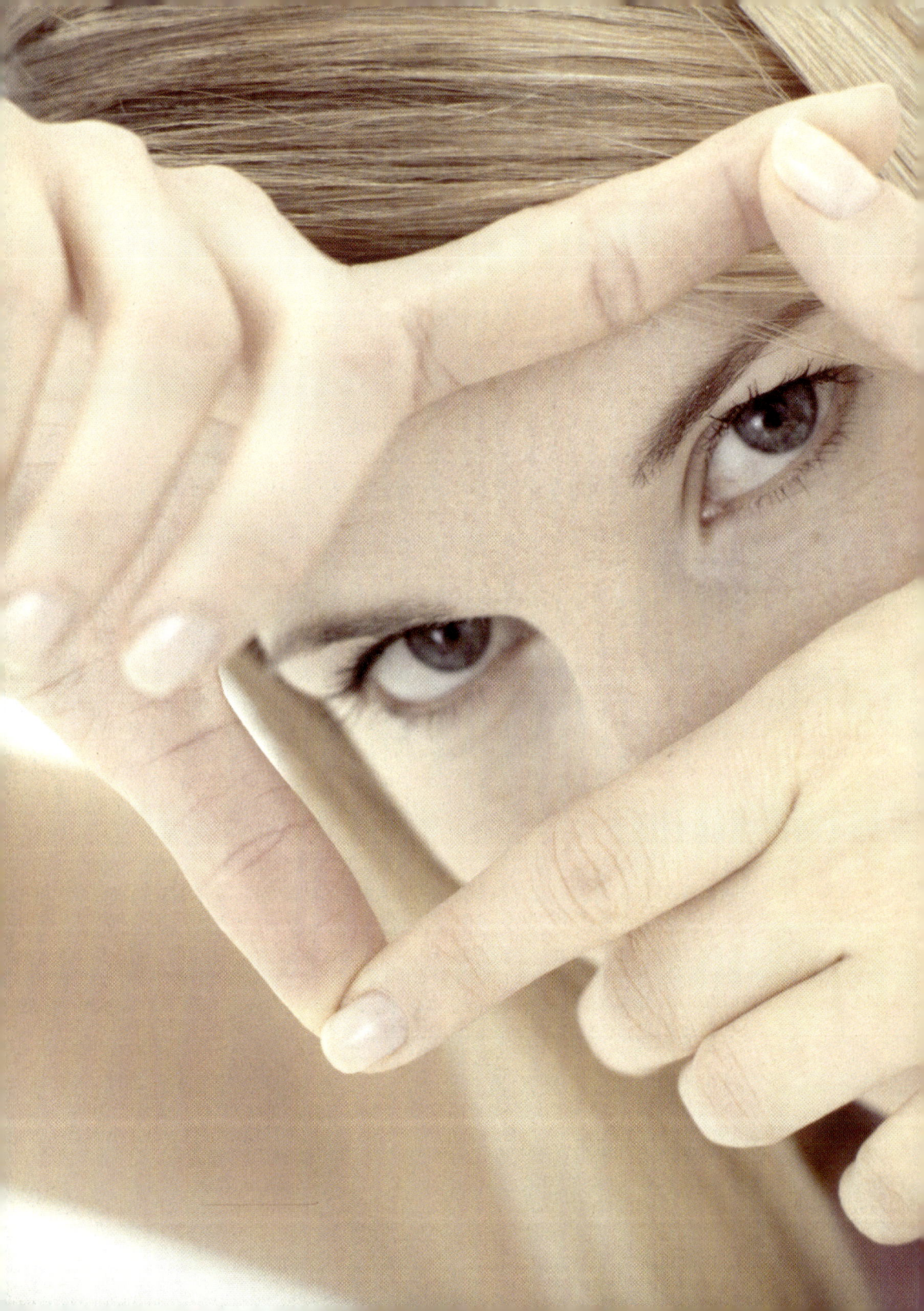

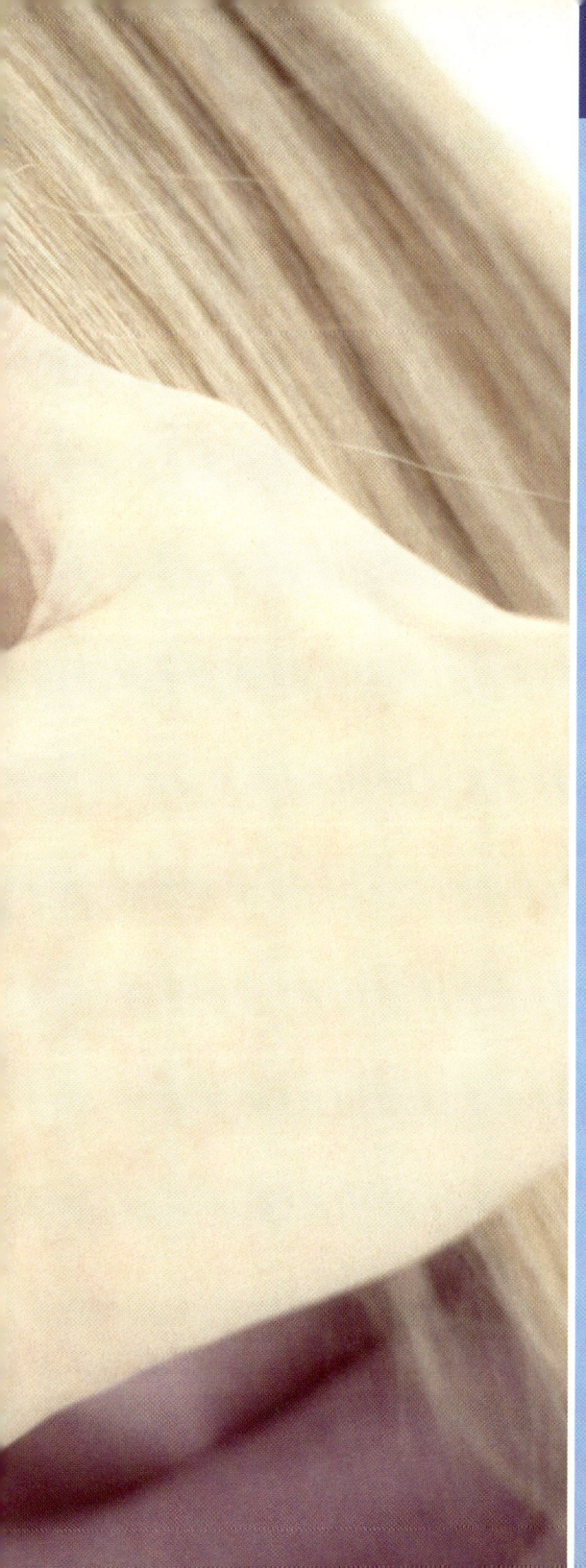

Psychische Stabilität finden

Wie können Sie Ihr seelisches Gleichgewicht wiedererlangen? Was stärkt die Widerstandskraft gegen Ängste? Welche Möglichkeiten haben Sie, um sich behütet und aufgehoben zu fühlen? Wie erkennt und nutzt man seine Ressourcen? Das folgende Kapitel bietet Ihnen zu diesen und weiteren Fragen eine Fülle an Übungen, Anregungen und psychologischem Hintergrundwissen.

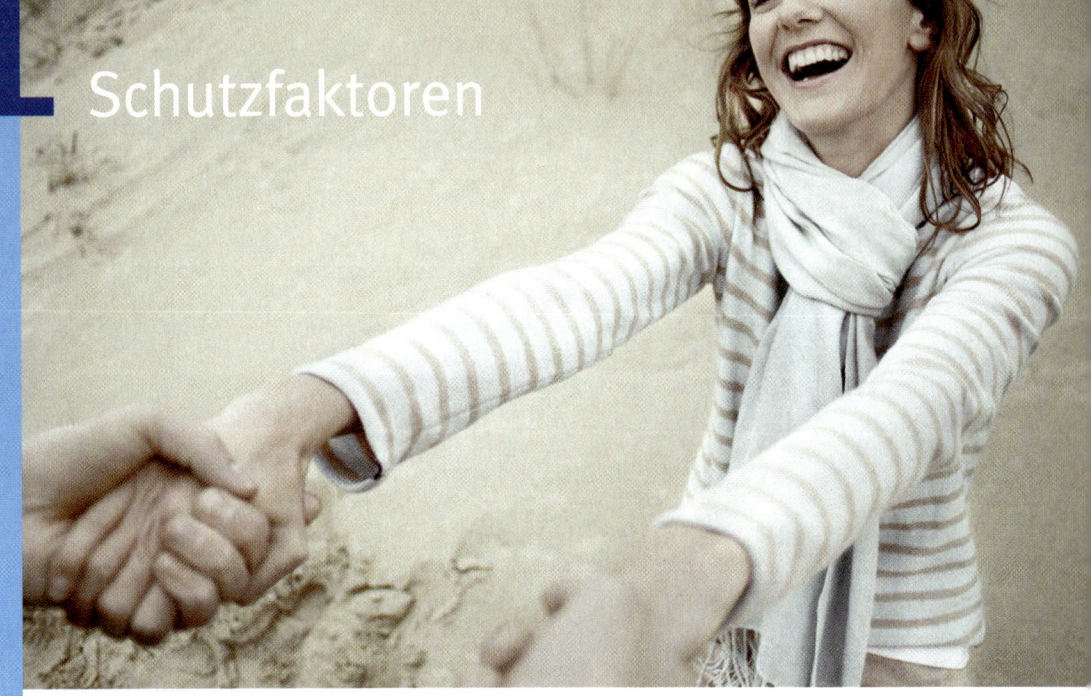

Was bietet Schutz vor Angst?

Alle Mechanismen, die einen Menschen vor Krankheiten schützen, werden als »protektive Faktoren« bezeichnet. Die Psychotherapie als Wissenschaft hat in den vergangenen Jahren zunehmend die Wichtigkeit solcher schützender Faktoren erkannt. Protektive Faktoren können dazu führen, dass Erkrankungen erst gar nicht auftreten. Sie sind aber auch wirksam in Bezug auf das Wiederauftreten von Symptomen einer bereits bestehenden oder bestandenen Erkrankung. Aus diesem Grund ist es wichtig, sich im Rahmen einer Psychotherapie und einer Auseinandersetzung mit einer psychischen Erkrankung auch intensiv mit den protektiven Faktoren zu beschäftigen.

Tragfähige Beziehungen bieten Sicherheit

Für die psychische Entwicklung sind die Erfahrungen im Umgang mit anderen Menschen von großer Bedeutung. Vor allem die frühkindlichen und kindlichen Erfahrungen mit den wichtigsten Bezugspersonen dienen als ein »Modell« für die Beziehungsgestaltung. Die frühen Bindungserfahrungen sind häufig ein Leben lang wirksam und beeinflussen unser Selbst- und unser Weltbild. Wie sicher kann ich mich fühlen? Wie sehr kann ich anderen Menschen trauen? Kann ich selbst Einfluss nehmen und etwas bewirken? Wesentlich für die psychische Stabilität sind allerdings nicht nur die frühen Beziehungserfahrungen, sondern auch gegenwärtige Erfahrungen mit anderen Menschen. Da allerdings die frühen Erfahrungen oft die gegenwärtigen Beziehungen beeinflussen, sind Veränderungen im Umgang mit anderen Menschen nicht ganz einfach. Wer neue Erfahrungen machen möchte, muss damit seine eigene Vergangenheit ein Stück weit überwinden, manche Vorurteile und Erwartungen zurückdrängen und sich frei machen. Das kann schrittweise gelingen und im Ergebnis dazu führen, dass zunehmend korrigierende neue Erfahrungen gemacht werden, die dann wiederum zukünftige Begegnungen beeinflussen.

Die ersten Bindungserfahrungen zu den Eltern prägen uns

Menschen unterscheiden sich hinsichtlich ihrer bisherigen positiven oder auch belastenden zwischenmenschlichen Erfahrungen. Kindheitserfahrungen mit Eltern, die die »richtige« Mischung aus liebender und sorgender Zuwendung, Vertrauen, Gewährung von Freiheiten und Zumutung von Selbstverantwortung realisiert haben, können ungemein stärkend sein. Kinder mit positiven Bindungserfahrungen haben gute Voraussetzungen, andere

Schutzfaktoren

Menschen und eigene Beziehungen realistisch einzuschätzen. Diese Fähigkeit erlaubt, möglichst schnell zu erkennen, ob eine Beziehung Sicherheit gewährt oder ob sie, im ungünstigen Fall, eher bedrohlich ist. Wer in positiven sozialen Bezügen zu anderen Menschen lebt, ist gegenüber Belastungen, psychischen und körperlichen Erkrankungen geschützter als jemand, dem diese soziale Einbettung fehlt.

Ein soziales Netz wirkt unterstützend

Eine wichtige (nicht unbedingt notwendige) Voraussetzung für tragfähige soziale Bezüge ist die frühkindliche und kindliche Bindungserfahrung. Das Knüpfen von Beziehungen zu anderen Menschen ist, ähnlich wie das Sprechen oder Gehen, eine Fähigkeit, die relativ früh in der Entwicklung erlernt wird. Dieses frühe Lernen ist für das weitere Leben sehr entscheidend. Wird die kritische Entwicklungsphase für solches Beziehungslernen verpasst, ist die Wahrscheinlichkeit, das Versäumte komplett nachzuholen, deutlich verringert (ähnlich wie beim Spracherwerb oder auch dem Lernen von Bewegungsabläufen). Umgekehrt haben Menschen, die eine günstige frühkindliche und kindliche Beziehungserfahrung gemacht haben, ein wertvolles Startkapital erhalten und können diese Erfahrung in vielen Lebenssituationen wirkungsvoll einsetzen. Gelingt es, auch in der aktuellen Lebensphase ein unterstützendes soziales Netz aufzubauen oder zu erhalten, ist dies ein mächtiger protektiver Faktor.

Eine »fruchtbare Streitkultur« pflegen

Die Beziehungserfahrungen können im positiven Sinne dazu führen, dass Menschen zu anderen Menschen vertrauensvolle, aber durchaus auch belastbare Beziehungen unterhalten können. Jede Beziehung wird durch Konfliktthemen, durch unterschiedliche Ansichten, unterschiedliche Vorerfahrungen, unterschiedliche Erwartungen und unterschiedliche Ängste herausgefordert. In einer tragfähigen Beziehung können solche Unterschiede integriert werden und es besteht eine »Kultur«, die eine hilfreiche Auseinandersetzung um diese Unterschiede ermöglicht. Ohne entsprechende »Streitkultur« können Beziehungen sehr belastend werden. Überanpassung hilft zwar kurzfristig, Konflikte zu vermeiden, langfristig lassen sich aber Aggressionen nicht einfach verdrängen.

ÜBUNG

Welche Beziehungserfahrungen habe ich?

An dieser Stelle wollen wir Sie einladen, Ihre eigenen Beziehungserfahrungen zu betrachten und vielleicht auch herauszufinden, ob Sie selbst neue Erfahrungen im Umgang mit anderen Menschen wünschen. Dazu kann es hilfreich sein, auf einem Blatt Papier Stichwörter zu folgenden Fragen zu sammeln:

▮ Wie würden Sie am ehesten Ihre Beziehung zu Ihren Eltern beschreiben?
▮ Wie sind Sie als Kind mit Autoritätspersonen umgegangen?
▮ Wie sind Sie als Kind mit Gleichberechtigten (Geschwistern, Freunden, Kindergarten- und Schulkameraden) umgegangen?

▮ Wie gehen Sie heute mit Autoritätspersonen um?
▮ Wie gehen Sie heute mit Gleichberechtigten (Partner, Kollegen, Freunden) um?
▮ Wie müsste aus Ihrer jetzigen Sicht Ihr idealer Umgang mit gleichberechtigten Personen aussehen?
▮ Wie müsste aus Ihrer jetzigen Sicht Ihr idealer Umgang mit Autoritätspersonen (z. B. Vorgesetzten oder Menschen, die Einfluss und/oder Druck auf Sie ausüben) aussehen?

Eine Tagesstruktur und Zeitpläne geben Halt

Struktur ist ein ganz wesentlicher Faktor, um sich langfristig stabil zu fühlen. Sie ist so etwas wie ein Gerüst, das Halt und Sicherheit vermittelt. Was ist mit Struktur gemeint? Zunächst geht es um Struktur im Alltag mit einer

Schutzfaktoren

Tagesstrukturierung, die Elemente wie regelmäßige Mahlzeiten, Wechsel zwischen Phasen der Anspannung und Phasen der Entspannung, Bewegung und Sozialkontakte beinhaltet. Ist die Struktur durch feste Arbeitszeiten ein Stück weit vorgegeben, geht es um eine ausgleichende Freizeitgestaltung. Zunächst ist es wichtig, sich Ziele zu stecken: Für den Tag, die Woche, die nächsten Monate und langfristig die nächsten Jahre. Diese sollten so realistisch sein, dass die einzelnen Schritte vorstellbar sind, fordern, aber nicht überfordern.

Entschlossenheit, Anstrengung und Zeit als »Glücksformel«

Stefan Klein beschreibt in seinem Buch »Die Glücksformel« drei wichtige Elemente für ein möglichst glückliches Leben: Entschlossenheit, Anstrengung und Zeit. Bei der Entschlossenheit geht es darum, sich Ziele zu setzen und diese aktiv anzugehen. Dabei ist Anstrengung notwendig,

---

ÜBUNG

Wie sieht mein Tagesablauf aus?

Wir schlagen Ihnen vor, sich einen Tag aus Ihrem Alltag herauszunehmen und die Struktur in groben Zügen zu notieren. Dabei können Sie sich an folgenden Fragen orientieren:

- Wann stehen Sie in der Regel auf?
- Wann und wie nehmen Sie Ihre Mahlzeiten ein?
- Gibt es feste Arbeitszeiten?
- Gibt es innerhalb des Tages Phasen der Entspannung, machen Sie zwischendurch mal Pause?
- Wie sehen diese Pausen aus? Können Sie sich dabei erholen?

- Gibt es viele Unvorhersehbarkeiten, auf die Sie reagieren (z. B. Telefonrufe, überraschende Besuche, Anforderungen, die an Sie gestellt werden)?
- Mit welchen Menschen haben Sie Kontakt? Fühlen Sie sich mit diesen Menschen wohl?
- Haben Sie Zeit für sich, über die Sie verfügen können? Wenn ja, wie verbringen Sie diese Zeit?
- Fühlen Sie sich mit Ihrem Alltag wohl? Fehlt irgendetwas? Wie sieht es mit Ihrer Selbstfürsorge aus? Sind Sie am Abend mit Ihrem Tag zufrieden? Haben Sie Ihre Ziele erreicht?

Motivation, Disziplin und Ausdauer. Außerdem brauchen Entwicklungen Zeit und Geduld, auch zum Genießen muss man sich Zeit nehmen. Das Glück fällt einem in den seltensten Fällen in den Schoß. Tröstlich ist die Tatsache, dass man dem Schicksal nicht ganz ausgeliefert ist, sondern durchaus Einfluss auf sein Leben nehmen kann. Diese Erfahrung ist gerade für Menschen wichtig, die unter Ängsten leiden und sich eher hilflos und ohnmächtig fühlen.

Sind Sie »pro-aktiv« oder »reaktiv«?

Wenn Sie sich Gedanken über Ihren bisherigen Tagesablauf machen, merken Sie vielleicht, dass Sie manches gerne verändern möchten. Stephen Covey verwendet in seinem Buch »Die sieben Wege zur Effektivität« die Begriffe »pro-aktiv« und »reaktiv«. Wer »pro-aktiv« ist, hat eigene Vorstellungen, die zielstrebig umgesetzt werden. Wer »reaktiv« ist, reagiert eher auf Außeneinflüsse, was viel Zeit und Kraft kosten kann. Außerdem unterscheidet Covey zwischen wichtigen und unwichtigen Dingen sowie zwischen dringenden und nicht dringenden Angelegenheiten.

> **ÜBUNG**
>
> ### Was ist mir wirklich wichtig?
>
> Machen Sie sich noch einmal gezielt Gedanken zu den Dingen, die Ihnen langfristig wirklich wichtig sind, beispielsweise:
> - Wohin wollte ich immer schon mal reisen?
> - Welche Freunde wollte ich schon lange treffen?
> - Welche Bücher interessieren mich schon lange?
> - Welche Filme wollte ich schon lange gerne sehen?
> - Welcher Sport täte mir gut?
> - Welche Interessen liegen schon lange brach?

Verbringen Sie zu viel Zeit mit unwichtigen Dingen?

Wenn Sie zu dem Schluss kommen, dass Sie zu viel Zeit mit unwichtigen Dingen verbringen (dringend oder nicht dringend), dann ist es notwendig, den Ihnen wirklich wichtigen Dingen mehr Raum zu geben. Für die dringenden und wichtigen Angelegenheiten haben Sie sich wahrscheinlich immer noch Zeit genommen, doch was ist mit den nicht dringenden, aber wichtigen Dingen? Wenn diese vernachlässigt werden, leidet langfristig die Lebensqualität.

Schutzfaktoren

Wie selbst- oder fremdbestimmt verläuft mein Alltag?

Sie können sich Gedanken zu folgenden Fragen machen:

- Wann bin ich pro-aktiv und setze meine eigenen Ziele um?
- Wann reagiere ich auf Anforderungen, die von außen an mich herangetragen werden?
- Besteht ein Gleichgewicht zwischen Pro-Aktivität und Reaktivität oder reagiere ich fast nur noch auf andere?
- Was ist mir persönlich wichtig? Oft sind wichtige Dinge nicht dringend, z. B. ein Buch lesen. Wie viel Zeit verbringe ich mit unwichtigen Dingen? Gibt es in meinem Alltag viele unwichtige und scheinbar dringende Dinge, die mich daran hindern, die mir wirklich wichtigen Dinge zu tun? Das können z. B. irgendwelche Telefonanrufe sein, die mir ungelegen kommen oder die zu ausführliche Beschäftigung mit Tagesnachrichten, insbesondere mit irgendwelchen Sensationsmeldungen.

Einen besseren Überblick kann die folgende Tabelle geben, in der Sie verschiedene Aktivitäten den Kategorien »wichtig/nicht wichtig« und »dringend/nicht dringend« zuordnen können:

		Wichtigkeit	
		hoch (sehr wichtig)	niedrig (unwichtig)
Dringlichkeit	hoch (sehr dringend)		
	niedrig (nicht dringend)		

Sie sehen, Struktur ist mit kurz-, mittel- und langfristigen Zielen verbunden. Wenn Sie konkrete Ziele haben und wissen, was Ihnen wichtig ist, stellt sich die Frage, was Sie bisher daran hindert, diese Ziele umzusetzen. Sind die Ziele realistisch? Können Sie sich erlauben, etwas für sich zu tun oder sind die Bedürfnisse anderer immer wichtiger? Darf es Ihnen gut gehen? Haben Sie gelernt, gut für sich zu sorgen und Eigenverantwortung zu übernehmen? Die folgenden Kapitel können Sie darin unterstützen, Antworten zu finden.

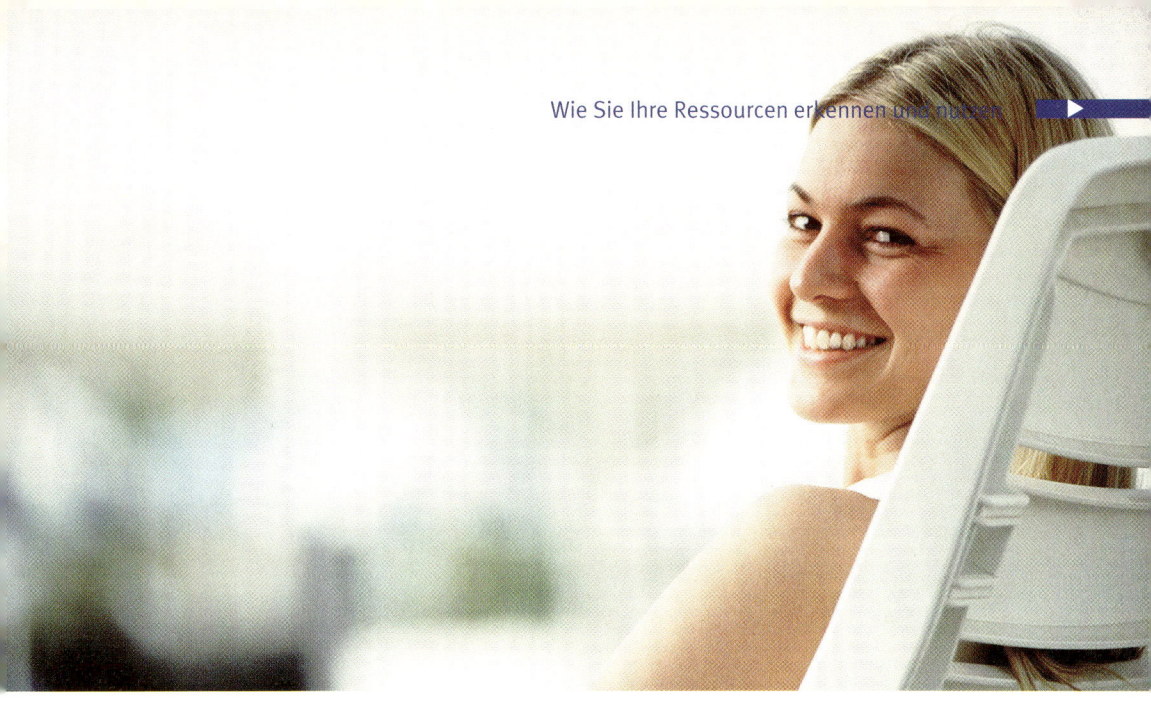

Wie Sie Ihre Ressourcen erkennen und nutzen

Ressourcen sind Kraftquellen. Das können persönliche Stärken, Fähigkeiten oder Vorlieben sein. Zur langfristigen Stabilisierung ist es notwendig, Ressourcen zu erkennen und zu nutzen.

Martin E.P. Seligman beschreibt in seinem Buch »Der Glücksfaktor« die wichtigsten Ressourcen, die weltweit in allen Kulturen vorkommen. Dazu gehören Bereiche wie Weisheit und Wissen, Mut, Menschlichkeit und Liebe, Gerechtigkeit, Mäßigung sowie Transzendenz oder Spiritualität.

Ein wichtiges Ziel besteht darin, persönliche Ressourcen möglichst täglich in verschiedenen Lebensbereichen einzusetzen. Was heißt das nun? Sie können darüber nachdenken, wie Sie Ihre Menschlichkeit in der Familie, im Bekanntenkreis, im beruflichen Umfeld einbringen können, wobei Sie aber darauf achten, Ihre Selbstfürsorge nicht zu vernachlässigen. Vielleicht haben Sie Fähigkeiten, die Sie in ein Ehrenamt einbringen können. Vielleicht gibt es Menschen in Ihrer Umgebung, die von Ihrem Wissen und Ihrer Geduld profitieren können? Sie können auf die Suche nach Ihrer eigenen Kreativität gehen; kreativ sein kann man im künstlerischen Bereich (z. B. Beschäftigung mit Musik, Malerei, Literatur), aber auch im menschlichen Umgang. Kreativität können Sie im Beruf, in Ihren privaten Beziehungen und in Ihren Hobbys einbringen.

Wieder zu Kräften kommen

Auch der Einsatz von Ressourcen kostet Kraft und Anstrengung, in der Bilanz wird man jedoch an Stärke und Energie gewinnen. Wie ist es nun, wenn man zu erschöpft ist, um überhaupt noch arbeiten zu können, Hobbys auszuüben oder Menschen zu begegnen? Oder wenn die Ängste den Zugang zu den Ressourcen blockieren? Oder wenn der Antrieb aufgrund einer Depression fehlt? Oder wenn die Sucht keinen Raum mehr für andere Interessen lässt? Dann geht es zunächst darum, wieder zu Kräften zu kommen und nach dem Prinzip der kleinen Schritte vorzugehen. Wenn ich mich erschöpft fühle, weil ich schlecht schlafe, zu viel arbeite, mir viele Sorgen mache, schlecht für mich sorgen kann, sind das die vorrangigen Themen. Ein erholsamer Schlaf ist eine wichtige Ressource und gehört zu den Grundbedürfnissen.

Auf die Behandlung von Schlafstörungen können wir in diesem Rahmen nicht ausführlich eingehen, allerdings möchten wir ein paar Anregungen zur Schlafhygiene geben:

INFO

Regeln für einen erholsamen Schlaf

Verbesserung der Schlafeffizienz: Die Zeit, die man im Bett verbringt, sollte man möglichst schlafend verbringen. Die Zahl der Stunden spielt keine Rolle für die Schlafeffizienz.

Wenn Sie unter Ein- und/oder Durchschlafstörungen leiden, sollten Sie erst zu einer Zeit ins Bett gehen, zu der Sie üblicherweise tatsächlich einschlafen. Wenn Sie nachts aufwachen und länger nicht wieder einschlafen können, sollten Sie aufstehen.

Vor dem Schlafen braucht es eine Phase der Entspannung. Alles, was übermäßig aktiviert, stört den Schlaf. Dazu gehören übermäßige sportliche Aktivitäten in den Abendstunden, die Auseinandersetzung mit Problemen und quälenden Gedanken, der Konsum von stimulierenden Substanzen wie Koffein und Tein, aber auch üppige Spätmahlzeiten mit belastender Verdauungsarbeit. Alkohol kann zwar beruhigen, stört aber die gesunde Schlafarchitektur.

Das Bett soll wieder mit Schlafen assoziiert werden. Solange Sie unter Schlafstörungen leiden, sollten Sie im Bett keine anderen Aktivitäten durchführen. Lesen, Essen oder Fernsehen sollen nicht im Bett stattfinden, Ausnahme sind sexuelle Aktivitäten. Wenn Sie nachts länger nicht wieder einschlafen können, stehen Sie auf und beschäftigen Sie sich mit möglichst beruhigenden Aktivitäten, auf die Sie sich konzentrieren (z. B. Kreuzworträtsel lösen, ein gutes Kinderbuch lesen, Musik hören, malen).

Holen Sie nicht tagsüber den fehlenden Schlaf nach, sonst verschiebt sich der Tag-Nacht-Rhythmus. Wenn Sie tagsüber sehr müde sind, begrenzen Sie z. B. den Mittagsschlaf auf maximal eine halbe Stunde, stellen Sie sich zur Not den Wecker! Sorgen Sie tagsüber für Entspannungsphasen, in denen Sie aktiv Entspannungs- oder Imaginationsübungen machen oder entspannende Musik hören. Bewegen Sie sich tagsüber, beanspruchen Sie Ihre Muskulatur! Sportliche Aktivitäten sorgen für einen gesunden Wechsel zwischen Anspannung und Entspannung. Das Gefühl eines erholsamen Schlafes entsteht durch die Muskelentspannung. Vielleicht haben Sie mal erlebt, wie gut Sie nach einer Tageswanderung schlafen können.

Nehmen Sie sich tagsüber einen begrenzten (!) Zeitraum für die Beschäftigung mit belastenden Themen; nachts lösen Sie keine Probleme. Wenn Sie öfter unter Alpträumen mit sich wiederholenden Inhalten leiden, geben Sie der Handlung ein gutes Ende, indem Sie tagsüber die Geschichte niederschreiben und zu einem guten Ende bringen und die Geschichte wiederholt lesen.

Um Ressourcen nutzen zu können, steht neben der Behandlung von Schlafstörungen der Umgang mit Angst, Depression oder Sucht im Vordergrund. Liegt eine Substanz-

Schutzfaktoren

abhängigkeit vor, hat die Suchtbehandlung oberste Priorität. Bei der Behandlung von Ängsten und Depression gilt das Vorgehen nach dem Prinzip der kleinen Schritte. Sie selbst definieren den ersten möglichen Schritt. Ist es Ihnen möglich, regelmäßig zu essen, einen Freund anzurufen, Ihre Blumen zu gießen, ein Bad zu nehmen, einzukaufen oder das Geschirr abzuspülen? Machen Sie sich klar, dass auch einfache Alltagsaktivitäten eine Ressource darstellen und nicht selbstverständlich sind.

ÜBUNG

Ressourcen stärken – Was tun Sie gerne?

Wir möchten Sie einladen, sich Ihre ganz individuelle Ressourcenliste zu erstellen. Holen Sie sich ruhig Rückmeldungen von Vertrauenspersonen, wenn Ihnen keine Fähigkeiten und Stärken einfallen! Sie können sich auch mit der folgenden Aufzählung angenehmer Tätigkeiten beschäftigen und für jede Tätigkeit einschätzen, wie angenehm diese für Sie persönlich ist. Diese Liste können (und sollen) Sie natürlich beliebig fortsetzen oder verändern! Versuchen Sie dann, Ihre persönlichen Lieblingstätigkeiten immer wieder ganz bewusst in Ihren Alltag zu integrieren.

Ins Grüne fahren, eine neue Bekanntschaft machen, in ein Konzert gehen, Federball/Badminton/Squash spielen, sich künstlerisch betätigen, die Bibel oder andere religiöse Schriften lesen, Zimmer oder Haus auf- oder umräumen, in ein Lokal gehen, Tipps und Ratschläge zur Selbsthilfe lesen, Romane lesen, sich politisch betätigen, zelten, an technischen Dingen arbeiten, positive Zukunftspläne schmieden, eine schwierige Aufgabe meistern, eine Dusche nehmen, sich mit Tieren beschäftigen, zu einer Party gehen, mit jemandem ausführlich telefonieren, an einer Tagung teilnehmen, ein Musikinstrument spielen, vor sich hin singen, Tiere beobachten, Gartenarbeiten verrichten, tanzen, in der Sonne sitzen, sich über Philosophie oder Religion unterhalten, Geschenke machen, nur so herumsitzen und nachdenken, Briefe schreiben, massieren, fotografieren, Landkarten studieren, zu Gerichtsverhandlungen gehen, tagträumen, gut essen, wandern, küssen, Essen kochen, Gäste im Haus haben, Zeitschriften lesen, Parfüm benutzen, in eine Bibliothek gehen, Vögel beobachten, Leute beobachten, an einer duftenden Blume schnuppern, etwas verkaufen oder mit etwas handeln, barfuß laufen, Musik hören, sexuelle Befriedigung haben, Leute erheitern, schmusen, beten, Ruhe finden, Gegenstände reparieren, um Hilfe bitten, anderen etwas zeigen, jemandem zuhören, mit Kindern gemeinsam etwas unternehmen, ein Märchen oder Kinderbuch lesen oder vorlesen, die Sterne oder den Mond betrachten, eine (kleine) Erfindung machen, verschiedene Dinge sammeln.

Steigern Sie Ihre körperliche Ausdauer

Bewegung gehört zu den körperlichen Grundbedürfnissen. Viele Zivilisationskrankheiten entstehen unter anderem durch Bewegungsmangel. Körperliche Ausdauer trägt langfristig wesentlich zur psychischen und physischen Stabilisierung bei. Man weiß heute, dass auch bei Ängsten, Depression oder Schmerzstörungen Bewegung zu einem wesentlichen Therapiebestandteil gehört und das Vertrauen in die eigene Kraft und den eigenen Körper stärkt.

Natürlich muss sportliche Betätigung den individuellen Möglichkeiten und Grenzen angepasst werden. Zu den Ausdauersportarten zählen Laufen (das kann vom Spaziergang über »Nordic Walking« bis zum Marathonlauf reichen), Schwimmen und Radfahren, außerdem Skifahren, Tanzen oder andere entsprechende Herz-Kreislauf-wirksame Bewegungsformen. Am besten, Sie wählen eine Bewegungsform, die Ihnen auch (zumindest ein bisschen) Spaß macht.

Regelmäßiger Ausdauersport hält nicht nur körperlich fit, sondern fördert auch die psychische Stabilität.

Um einen relevanten Trainingseffekt zu erreichen, ist es notwendig, sich 3–4-mal pro Woche jeweils mindestens 30 Minuten so zu bewegen, dass man dabei durchaus ins Schwitzen kommt. Allerdings zählen auch Bewegungen im Alltag wie Treppensteigen, Einkaufen zu Fuß, Gartenarbeit und Ähnliches. Bauen Sie Ihr Training stufenweise auf, wenn Sie sich schon lange nicht mehr sportlich betätigt haben. Bewegung soll durchaus anstrengen, aber nicht erschöpfen.

Wollen Sie lieber zu Hause trainieren ...?

Wenn Sie durch Ängste, depressive Verstimmungen oder auch Schmerzen sehr eingeschränkt sind, kann es hilfreich sein, sich ein Heimtrainingsgerät (z. B. Fahrradergometer oder Crosstrainer) anzuschaffen. Vorteile sind die Unab-

Schutzfaktoren

hängigkeit von Jahreszeiten und Wetter, die ständige Verfügbarkeit und die Möglichkeit, auch kleinere Trainingseinheiten in den Alltag einzubauen. Sie können sich durch Musik motivieren oder den Sport mit einer bestimmten Fernsehsendung verbinden, die Sie gerne sehen. Auf dem Ergometer können Sie auch lesen. Stellen Sie das Trainingsgerät auf keinen Fall in einen ungemütlichen Raum im Keller, sondern an einen Ort, der Ihnen angenehm ist. Die Bewegung sollte zu einem festen Bestandteil Ihres Tagesablaufes werden und entsprechend eingeplant werden.

... Oder aktiviert Sie eine Sportgruppe mehr?

Wenn es Ihnen leichter fällt, sich mit anderen Menschen zusammen zu bewegen, bietet sich auch eine Gruppe zum Walken an, eine organisierte Sportgruppe oder die Mitgliedschaft in einem Fitnessstudio. Entscheidend ist eine gewisse Regelmäßigkeit, die Sie nicht – ebenso wenig wie Zähneputzen – in Frage stellen. Mit etwas Übung und Routine wird es Ihnen im Lauf der Zeit leichter fallen, nach ca. 3 Wochen werden Sie bereits deutlich an Fitness gewonnen haben.

Wenn Sie es schaffen, sich regelmäßig zu bewegen, wird die größte Belohnung sein, dass Sie sich körperlich und seelisch besser fühlen. Zur Motivation können Sie sich trotzdem gewisse Anreize schaffen. Bewegung ist neben einer ausgewogenen Ernährung die beste Methode gegen Übergewicht. Gönnen Sie sich etwas Schönes, wenn Sie abgenommen, sich Ihre Blutfette oder Ihr Bluthochdruck verbessert haben.

Übung: Wie soll mein zukünftiges Sportprogramm aussehen?

Um für sich selbst das Richtige zu finden, können Sie sich an folgenden Fragen orientieren:

▪ Welche Art von Ausdauersport liegt mir? Was habe ich früher gerne gemacht? Was entspricht meinen körperlichen Möglichkeiten?

▪ Wie bewege ich mich im Alltag? Ist es möglich, öfter mal zu Fuß zu gehen, statt mit dem Auto zu fahren?

▪ Wie und wann kann ich den Sport in den Alltag integrieren? Nach dem Aufstehen, um dann zu duschen und aktiv für den Tag zu sein? Oder eher am Nachmittag, um nach viel Sitzen und Denken bewegend zu entspannen? Möchte ich zeitaufwendigere Sportarten am Wochenende durchführen? Wie ist es mit einer Wanderung mit Freunden?

▪ Möchte ich eher unabhängig sein und mir einen Heimtrainer zulegen?

▪ Motiviert es mich mehr, mich mit anderen zum Sport zu treffen?

▪ Mit welchen Menschen möchte ich zusammen Sport betreiben? Wer passt zu mir?

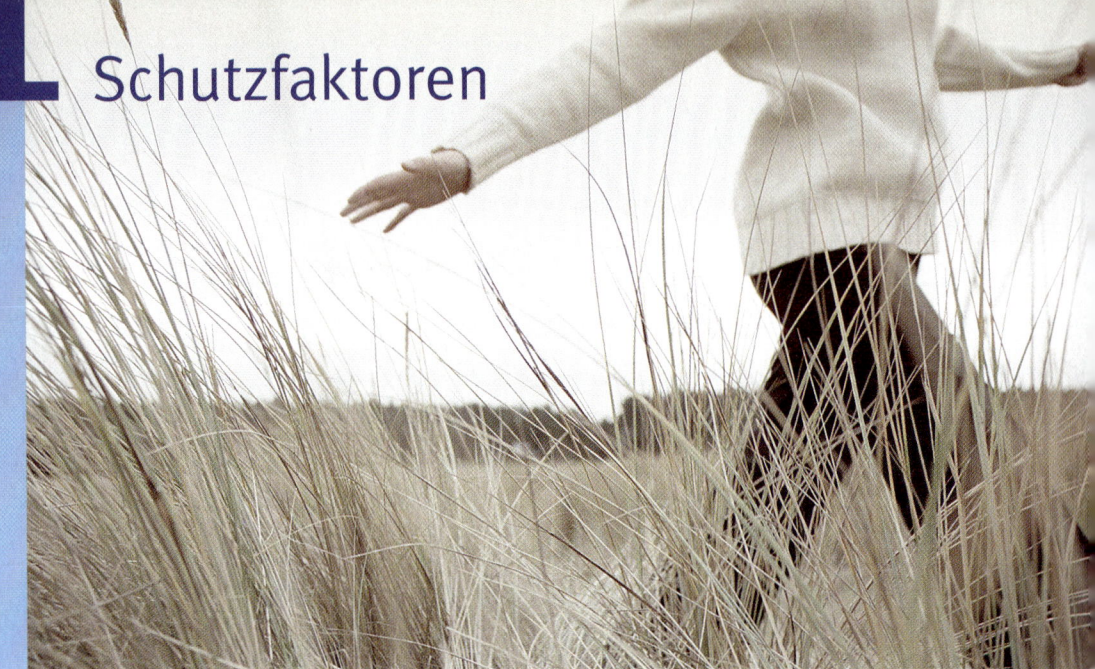

Was stärkt die psychische Gesundheit?

Wie steht es mit Ihrer Genussfähigkeit? Was können Sie genießen? Bei der Depressionsbehandlung wird ein regelrechtes Genusstraining durchgeführt, um die Genussfähigkeit zu verbessern.

Steigern Sie Ihre Genussfähigkeit

Beim Genießen geht es um achtsame Wahrnehmung im Hier und Jetzt, um die Schärfung der Sinne, die uns Genuss vermitteln und um die nötige Zeit dazu. Über das Sehen können wir Farben und Formen wahrnehmen, Sinn für Schönheit gehört nach Seligman mit zu den von allen Menschen nutzbaren Ressourcen. Über das Hören können wir uns miteinander verständigen, Musik genießen und uns wie über das Sehen orientieren. Riechen erschließt uns die Welt der Düfte, der Natur, des Essens. Schmecken ermöglicht uns, Essen und Trinken zu genießen, wobei hier auch alle anderen Sinne gefragt sind. Tasten lässt Berührung und Zärtlichkeit zu, was wir unser ganzes Leben brauchen.

ÜBUNG

Genussfähigkeit trainieren

Wir wollen Sie zu einigen kleinen Genussübungen einladen, für die Sie sich einfach nur etwas Zeit und Ruhe gönnen sollten:

Gegenstand erfahren:

Nehmen Sie einen für Sie angenehmen Gegenstand (z. B. einen schönen Stein, eine Murmel oder eine Muschel) und betrachten Sie ihn von allen Seiten. Lassen Sie die Farben auf sich wirken, nehmen Sie Hell-dunkel-Schattierungen wahr und wie sich der Gegenstand von der Umgebung abhebt. Betrachten Sie den Gegenstand aus der Nähe und der Ferne, vielleicht nehmen Sie den Gegenstand aus unterschiedlichen Perspektiven ganz anders wahr. Wiederholen Sie diese Übung mit verschiedenen Objekten aus Ihrem alltäglichen Umfeld, Sie werden dadurch achtsamer. Vielleicht verändert sich über die achtsame Wahrnehmung auch Ihre Beziehung zu diesen Gegenständen.

Natur erfahren:

Begeben Sie sich in die Natur, in einen Park, in einen Wald oder an einen See. Setzen Sie sich ins Gras oder auf eine Bank. Schließen Sie die Augen und lauschen Sie. Nehmen Sie die Geräusche achtsam wahr, das Rauschen der Bäume im Wind, das Vogelgezwitscher oder auch die Stille. Versuchen Sie, Gedanken an andere Dinge wie Wolken vorbeiziehen zu lassen.

Bewusst essen:

Machen Sie aus einer Mahlzeit ein kleines Festmahl. Suchen Sie sich dafür einen passenden Platz. Decken Sie liebevoll den Tisch, auch wenn Sie alleine essen. Wenn Sie möchten, zünden Sie sich eine Kerze an. Wenn Sie selbst kochen, nehmen Sie sich Zeit dafür. Nehmen Sie die Gerüche der einzelnen Zutaten wahr. Lassen Sie beim Probieren den Geschmack auf der Zunge entfalten. Essen Sie langsam, kauen Sie achtsam jeden Bissen, schließen Sie dabei ruhig zwischendurch die Augen. Nehmen Sie das Essen mit allen Sinnen wahr.

Bewusst fühlen:

Nehmen Sie sich einen Stoff aus Samt oder Seide. Streichen Sie mit Ihren Fingern sanft über die Oberfläche, spüren Sie den warmen weichen Samt oder die kühle glatte Seide. Halten Sie sich den Stoff an die Haut, hüllen Sie sich darin ein. Spüren Sie das Material auf Ihrem Gesicht, Ihren Armen.

Schutzfaktoren

Im Hier und Jetzt leben

Ein wichtiges Merkmal vieler psychischer Erkrankungen ist, dass sich Betroffene viel mit ihrer Vergangenheit beschäftigen und Schwierigkeiten haben, sich davon zu lösen. Oft machen die Betroffenen dabei die Erfahrung, dass das fortwährende Grübeln nicht zur Entlastung beiträgt, sondern im Gegenteil die Befindlichkeit noch weiter beeinträchtigt. Das Gleiche gilt für Menschen, die die Zukunft sehr verzerrt, problemorientiert und negativ betrachten und somit die Zukunft immer mehr mit Angst verbinden.

Wenn Sie sich mit der Zukunft oder der Vergangenheit beschäftigen und dabei fast automatisch in negativen Gedanken kreisen, ist es hilfreich, das »Im-Hier-und-Jetzt-Leben« systematisch zu üben und ganz bewusst zu praktizieren.

Die folgende Übung haben viele Betroffene im Rahmen unserer therapeutischen Arbeit mit großer Wirkung durchgeführt und für sehr hilfreich gehalten, so dass wir Sie Ihnen hiermit empfehlen:

ÜBUNG

Überraschung! Ungeplante Situationen erleben

Vereinbaren Sie mit Ihrem Partner, Ihrer Partnerin oder einer guten Freundin, einem guten Freund Folgendes: In den folgenden 8 Wochen findet immer an einem (gleich bleibenden) Wochentag abwechselnd eine Überraschungsaktion statt. In der aktuellen Woche beginnen Sie, in der folgenden Woche die andere Person, dann wieder Sie und so weiter. Die Überraschungsaktion bedeutet, dass die eine Person eine gemeinsame Aktion vorbereitet, von der sie annimmt, dass sie der anderen Person nicht unangenehm ist. Es kann sich um kleine Aktivitäten handeln, wie z.B. gemeinsam kochen und essen oder auch um ein Kulturereignis, einen Stadtausflug in eine zuvor nicht festgelegte Stadt und Ähnliches.

Treffen Sie vorab die Vereinbarung, dass kurzfristige Ausflüchte (Kopfschmerz, keine Lust, ...) nicht gültig sind.

Ziel ist, sich spontan in ungeplante Situationen hineinzubegeben, neue Erfahrungen zu machen und kreativ zu sein.

Sie werden durch die Anregung dieser Übung sicherlich weitere Übungen selbst entwickeln können, die Sie dazu anregen, sich mehr auf den Augenblick zu besinnen!

Mit Sorgen umgehen

Sorgen, Grübeln und nicht hilfreiche Gedanken an die Vergangenheit und Zukunft können Sie begrenzen, indem Sie bestimmte Uhrzeiten und bestimmte Orte vorsehen. So können Sie sich vornehmen, zum Beispiel am Nachmittag zwischen 16 und 17 Uhr eine Stunde auf dem »Sorgenstuhl« zu verbringen; dabei sind die schwierigen Gedanken erlaubt. Außerhalb dieser Zeiten und an anderen Orten sind diese Gedanken jedoch nicht zugelassen. Entwickeln Sie Strategien, wie Sie sich an anderen Orten und zu anderen Zeiten konstruktiv beschäftigen, um die Sorgengedanken damit zu beschränken.

Wenn es um die Vergangenheit geht: Welche Gefühle verbinden Sie damit? Spüren Sie Trauer oder Wut oder Ohnmacht oder alles zusammen? Haben Sie jemals gewürdigt, wie schwer Ihr Leben oft war und wie stark Sie sein mussten, um das alles zu ertragen? Haben Sie jemals so etwas wie Mitgefühl für sich selbst gehabt? Wie das geht? Probieren Sie es mal mit der »Mitgefühlsübung« auf der nächsten Seite.

Wenn es um die Zukunft geht: Was gibt Ihnen Hoffnung? Haben Sie Wünsche und Ziele, vielleicht sogar Visionen? Was davon könnte realistisch sein? Was wäre der erste Schritt? Wer könnte Sie dabei unterstützen? Gibt es Men-

> **ÜBUNG**
>
> ## Grübele ich zu viel?
>
> Um nicht ins Grübeln zu geraten und dabei stecken zu bleiben, kann es hilfreich sein, die belastenden Gedanken einmal systematisch aufzuschreiben. Wenn Sie sich Ihre Auflistung durchlesen, können Sie sich Gedanken zu folgenden Fragen machen:
>
> ▪ Machen Sie sich viele Selbstvorwürfe?
> ▪ Werten Sie sich dabei selbst ab?
> ▪ Wie realistisch sind diese Sorgen?
> ▪ Was würden Sie Ihrer besten Freundin/Ihrem besten Freund in dieser Situation raten?
> ▪ Können Sie sich Lösungsmöglichkeiten vorstellen?

Schutzfaktoren

Mitgefühl für sich selbst empfinden

Konzentrieren Sie sich auf Ihre Herzgegend. Machen Sie sich bewusst, dass aus Ihrem Herzen ganz viel Wärme und Licht kommen. Lassen Sie zu, dass sich diese Wärme ausbreitet in den gesamten Brustraum, in den Bauchbereich bis in die Beckengegend, in den Rücken, die Arme, die Beine und in das Gesicht. Spüren Sie die Wärme und das Licht Ihres Herzens in Ihrem ganzen Körper. Nehmen Sie wahr, dass Sie atmen und mit jedem Atemzug leben. Stellen Sie sich vor, wie sich Ihr Brust- und Bauchraum weitet. Denken Sie daran, wie viel Wärme und Licht Sie brauchen, nehmen Sie sich selbst liebevoll in den Arm. Mögen Sie voll Wärme und Liebe für sich selbst sein!

schen, denen Sie vertrauen? Was vermitteln Ihnen diese Menschen? Stellen Sie sich einmal ganz konkret die Menschen vor, mit denen Sie sich wohl fühlen. Falls Ihnen niemand einfällt, nutzen Sie Ihre Vorstellungskraft. Gibt es eine Künstlerin/einen Künstler, die/den Sie bewundern? Haben Sie sich manchmal gewünscht, wie Pippi Langstrumpf zu sein oder zaubern zu können? Hilft Ihnen der Glaube, die Spiritualität? Wenn Ihnen etwas oder jemand eingefallen ist, probieren Sie es mit folgender Übung:

Umgeben Sie sich in Gedanken mit Menschen, die Ihnen guttun

Umgeben Sie sich in Ihrer Imagination mit den Menschen oder vorgestellten Wesen, die Ihnen Mut machen, von denen Sie sich angenommen fühlen. Nehmen Sie ganz bewusst wahr, wie es sich anfühlt, wenn Sie daran denken. Gehen Sie in Kontakt mit der Kraft, die Ihnen vermittelt wird. Spüren Sie die Wertschätzung und Liebe, die Ihnen entgegengebracht wird.

Stellen Sie sich selbst als weise alte Frau bzw. als weisen alten Mann vor. Was könnte Ihnen der alte Mensch mit seiner Lebenserfahrung, der Sie einmal selbst sein werden, mit auf den Weg geben? Eine gewisse Gelassenheit, Geduld, Mitgefühl, Vertrauen?

Stellen Sie sich am besten ein »inneres Trainerteam« aus allen realen und vorgestellten Wesen zusammen, die Ihnen Vertrauen, Wertschätzung und Kraft geben. Nutzen Sie Ihr »inneres Trainerteam« durchaus auch zur Vorbereitung Ihrer Angstübungen!

Das »innere Gefängnis« verlassen

Fast jede psychische Erkrankung geht damit einher, dass viel Gedanken- und andere Kraft für die Symptomatik verwendet wird und die Wahrnehmung entsprechend eingeengt ist. Sie können im Verlauf der Therapie oder Übungsperiode täglich protokollieren, wie viel Prozent Ihrer Gedanken dem Symptom gewidmet sind. Wenn Sie die hier beschriebenen Übungen umsetzen, werden Sie sehen, dass dieser Anteil weniger wird und sich damit auch die Symptome verbessern. Denken Sie daran: Gedanken sind nicht nur Folge von Symptomen, sie sind mindestens genauso häufig auch deren Ursache!

Gedanken können wir häufig nicht so gut gezielt steuern. Deshalb ist der Ratschlag, »einfach« mal etwas anderes zu denken, in vielen Fällen nicht sehr hilfreich.

Was wir jedoch in aller Regel gut beeinflussen können, sind unsere konkreten Aktivitäten. Wir haben die Möglichkeit, uns zurückzuziehen und allein zu sein oder uns unter Menschen zu begeben. Die Umgebung und ganz besonders Kontakte zu Menschen haben Einfluss auf das, was wir wahrnehmen, wie wir uns erleben und somit zwangsläufig auch auf das, was wir fühlen und denken.

Normalerweise brauchen wir beides: Zeit mit Menschen, mit denen wir uns wohl fühlen und Zeit für uns allein. Angst schafft Abhängigkeit und engt diese Möglichkeiten ein. Um aus diesem »inneren Gefängnis« herauszukommen, möchten wir Ihnen ein paar Anregungen zum Ausprobieren geben:

Was machen Sie, wenn Sie allein sind? Beruhigt es Sie eher, sich zurückziehen zu können oder halten Sie es allein gar nicht aus? Wie viel Raum und Zeit nimmt die Angst ein?

Schutzfaktoren

Probieren Sie jeden Tag etwas Neues aus

Nehmen Sie sich jeden Tag vor, eine neue Erfahrung zu machen. Wie das gehen soll? Fangen Sie in Ihrem Alltag mit kleinen Dingen an: Stellen Sie sich einmal den Wecker früher ein und machen Sie einen kleinen Morgenspaziergang. Frühstücken Sie etwas, was Sie bisher noch nie um diese Zeit gegessen oder getrunken haben. Wählen Sie einen Platz zum Essen, der nicht der gewöhnliche ist. Nehmen Sie ein neues Shampoo oder probieren Sie einen neuen Duft aus. Verändern Sie die Reihenfolge von Routineaktivitäten, tanzen Sie mitten am Tag zu Ihrer Lieblingsmusik, rufen Sie frühere Bekannte an, ziehen Sie etwas »Flippigeres« an. Ihrer Phantasie sind keine Grenzen gesetzt! Entscheidend ist, dass Ihre Wahrnehmung und Ihr Erleben wieder weiter und freier werden. Neue Erfahrungen im angstfreien Raum können Sie auch als Vorbereitung für das Üben angstbesetzter Situationen nutzen.

Wenn es Ihnen aufgrund der Ängste noch zu schwer fällt, mehr in Kontakt mit anderen Menschen zu treten, nutzen Sie moderne Medien (was Sie eventuell sowieso schon tun), aber auch gute Literatur, Filme, Musik, sinnliche Genüsse. Dabei ist es nicht egal, was Sie lesen, sehen, hören, schmecken. »Füttern« Sie Ihren Körper und Ihr Gehirn mit Eindrücken, die Ihnen wirklich guttun und in Ihrer Entwicklung voranbringen. Seien Sie achtsam im Konsum von Medien, zu viel Information über Unwichtiges oder Negatives kann die Wahrnehmung eher verengen.

Selbstwirksamkeit steigern

An mehreren Stellen haben wir die Selbstwirksamkeit angesprochen und hervorgehoben, dass eine hohe Erwartung an die Selbstwirksamkeit mit psychischer Gesundheit einhergeht: Menschen, die glauben, dass Sie die Dinge beeinflussen können, sind psychisch gesünder und stabiler.

Wie die Begriffe »Erwartung« und »glauben« schon nahe legen, geht es nicht nur um die wirkliche, »objektive« Möglichkeit, Dinge zu beeinflussen. Wichtig ist, was wir wahrnehmen und glauben. Diese Wahrnehmung und dieser Glaube haben wiederum einen direkten Einfluss auf die Realität. Wer von einem geringen eigenen Einfluss ausgeht, wird auch keinen Einfluss auf unterschiedliche Dinge haben. Wer dagegen viel eigenen Einfluss annimmt, tritt nach innen und außen stärker auf und wird Einfluss erleben. Das biblische Bild vom Glauben, der Berge versetzen kann, spiegelt diesen Sachverhalt wider.

Die Selbstwirksamkeitserwartung ist, wie jede gedankliche Aktivität, auch die Folge von Übungen und Automatisierungen. Deshalb schlagen wir hierzu folgende Übung vor:

ÜBUNG

Entdeckung der Selbstwirksamkeit

Überlegen Sie am Abend des Tages, welche Entscheidungen Sie selbst bewusst getroffen haben, ob Ihnen die Entscheidungen gut- oder nicht gutgetan haben. Welche Schlüsse ziehen Sie daraus im Hinblick auf morgen zu treffende Entscheidungen?

Ziel ist zu erkennen, wie Ihre Gedanken, Aktivitäten und Entscheidungen Ihr Befinden beeinflussen.

Wenn Ihnen dieses Entdecken schwerfällt: Protokollieren Sie parallel zu den Aktivitäten, die Sie durchführen, Ihre Stimmung. Gibt es einen Zusammenhang? Geht es Ihnen besser, wenn Sie Selbstfürsorge betreiben, sich überraschen lassen, mit bestimmten Menschen zusammen sind?

Sorgen Sie für ein soziales Netz

Ein gut funktionierendes soziales Netz ist äußerst gesundheitsförderlich. Unsere Empfehlung ist daher, dass Sie für ein dichtes soziales Netz sorgen. Erkennen Sie, wenn Sie

Schutzfaktoren

sich auf sozialem Rückzug befinden! Nutzen Sie alle Möglichkeiten, um Kontakte zu Menschen zu haben. Wir Menschen sind soziale Wesen, und es gibt kaum wichtigere »Verstärker« als Zuwendungen durch andere Menschen. Probieren Sie auch hier Neues aus: Selbsthilfegruppen, Volkshochschulkurse, Musikunterricht, ehrenamtliche Tätigkeiten, Kinderbetreuung, Sportgruppe, Kirchengemeinde, Hundeverein usw. Überlegen Sie, wo Sie sich mit Ihren Interessen und Fähigkeiten einbringen können.

Soziale Unterstützung und das Gefühl, nicht allein zu sein, wirken Ängsten direkt entgegen. Das gilt für Tiere ebenso wie für Menschen. In einem wissenschaftlichen Experiment hat man bei einem Affen im Käfig den Erregungszustand gemessen, der sich einstellt, wenn der Affe von einem großen Hund außerhalb des Käfigs angebellt wird. Dieser ist der Angst entsprechend hoch. Setzt man einen vertrauten Affen mit in den Käfig, kommt es nicht zu dieser Stressreaktion, auch wenn sich sonst an der für den Affen bedrohlichen Situation nichts geändert hat. Es darf allerdings nicht ein beliebiger Affe sein! Beim Menschen sind es Vertrauenspersonen, die wirklich guten Freunde, die Sicherheit vermitteln.

Richtige Prioritäten erkennen und umsetzen

Wenn es um Struktur und Ziele geht, muss man Prioritäten setzen. Wichtige und dringende Dinge haben in der Regel Vorrang. Haben Sie einen Berg von Aufgaben zu bewältigen, ordnen Sie diesen erst einmal nach Dringlichkeit und Wichtigkeit. Es wird Sie entlasten, wenn Sie Schritt für Schritt vorangehen. Überprüfen Sie, wie realistisch es ist, bestimmte Aufgaben in einer bestimmten Zeit zu bewältigen und überfordern Sie sich dabei nicht. Sorgen Sie zwischendurch für Phasen der Regeneration, wo Sie sich mit anderen Themen befassen, das macht Sie in Ihrer Wahrnehmung wieder weiter und Ihre Arbeit effektiver. Setzen Sie bewusst Grenzen und belohnen Sie sich für Ihre Mühe, das motiviert. Wenn Sie den Überblick verloren haben, halten Sie erst einmal inne, um erkennen zu können, was jetzt dran ist. Versuchen Sie einmal ganz bewusst in die Beobachterrolle zu gehen, indem Sie folgende Übung machen:

ÜBUNG

Beobachten Sie sich selbst

Stellen Sie sich vor, Sie beobachten sich selbst. Nehmen Sie ganz bewusst die Beobachterrolle ein. Nehmen Sie zunächst mit dieser beobachtenden Funktion Ihren Körper wahr. Gibt es irgendwo Verspannungen oder schmerzhafte Stellen? Beobachten Sie Ihren Körper und machen Sie sich dabei klar: Ich kann meinen Körper beobachten, also bin ich mehr als mein Körper. Nehmen Sie jetzt wahr, was Sie denken und beobachten Sie Ihre Gedanken. Machen Sie sich bewusst: Ich kann meine Gedanken beobachten, also bin ich mehr als meine Gedanken. Beobachten Sie jetzt, welche Stimmung im Moment vorherrscht und ob sie sich verändert. Sie können Ihre Stimmungen beobachten, also sind Sie mehr als Ihre Stimmungen. Nehmen Sie jetzt als Beobachter Ihre Gefühle wahr. Welche Gefühle sind da jetzt? Machen Sie sich auch hier wieder klar: Ich kann meine Gefühle beobachten, also bin ich mehr als meine Gefühle.

Wenn Sie Körpervorgänge, Gedanken und Gefühle beobachten können, lernen Sie wahrzunehmen, wie sich die Angsterwartung aufbaut, welche Gedanken das Angstgeschehen begleiten und welche auf eine Angstattacke folgen. Wenn Sie automatisierte selbstdestruktive Gedanken identifiziert haben, können Sie eher Einfluss nehmen. Verbessern Sie Ihre Gefühlswahrnehmung im Alltag jenseits der Angsterregung, zum Beispiel durch die Beobachtungsübung. Nehmen Sie Ihre Gefühle im Hier und Jetzt und ohne Bewertung wahr. Wo spüren Sie das Gefühl im Körper? Wie fühlt sich das an?

Damit Sie mehr Sicherheit in der Wahrnehmung von Körper und Gefühlen bekommen, können Sie folgende Übung zur Kontrolle der eigenen Atmung machen:

Konzentrieren Sie sich auf Ihre Atmung. Nehmen Sie wahr, wie sich Ihr Brustbereich (bei der Bauchatmung der Bauchbereich) beim Einatmen hebt und beim Ausatmen wieder senkt. Achten Sie für einige Augenblicke auf diese Atembewegungen. Vielleicht spüren Sie, dass Ihre Atmung tiefer und langsamer wird. Vielleicht führt die Konzentration auf die Atmung aber auch dazu, dass Sie schneller und flacher atmen. Versuchen Sie achtsam wahrzunehmen, was gerade ist,

Schutzfaktoren

möglichst ohne zu bewerten. Probieren Sie aus, ob Sie die eigene Atmung kontrollieren können. Wie fühlt es sich an, wenn Sie bewusst tief durch die Nase einatmen, die Luft etwas anhalten, um dann über den Mund auszuatmen und loszulassen? Versuchen Sie dann, Ihre Atmung zu beschleunigen, indem Sie zum Beispiel auf der Stelle Laufbewegungen machen und die Arme dabei mitnehmen. Wie fühlt sich das an? Lassen Sie die Laufbewegungen ausklingen und nehmen Sie Veränderungen der Atmung achtsam wahr. Wenn Sie Ihre Atmungsvorgänge beobachten, können Sie feststellen, dass Sie mehr sind als Ihre Atmung. Sie haben die Möglichkeit, Einfluss zu nehmen.

Wiederholen Sie diese Übung öfter in Ruhe, nehmen Sie dabei auftretende Erregungszustände wahr und lassen Sie diese zu. Durch diese Übungen können Sie lernen, sich systematisch an angstbesetzte Situationen heranzuwagen, ohne sich in Vermeidungsverhalten flüchten zu müssen. Ziel ist eine zunehmende Selbststeuerung und Selbstkontrolle.

Ziel solcher Wahrnehmungs- und Achtsamkeitsübungen ist ein besserer Zugang zu sich selbst mit der Möglichkeit, sich zu beruhigen und den nächsten Schritt zu sehen. Wenn Sie sich erschöpft fühlen, geht es vorrangig um Regenerierung, z. B. durch Entspannungsübungen, beruhigende Aktivitäten oder die Möglichkeit, sich Unterstützung zu holen.

Wenn Sie sich überfordert fühlen, gilt das Prinzip der kleinen Schritte. Priorität hat immer die seelische und körperliche Stabilisierung. Herausforderungen kann man nur bewältigen, wenn man sich entsprechend gestärkt fühlt. Dies gilt auch für den Umgang mit Ängsten. Bevor Sie sich mit Ängsten konfrontieren, brauchen Sie Erfahrungen von Selbstwirksamkeit, sonst werden Sie sich in angstbesetzten Situationen immer wieder hilflos und ausgeliefert fühlen.

Verzeihen und Schwieriges hinter sich lassen

Viele Betroffene berichten uns, dass sie von anderen Menschen ungerecht behandelt worden sind und deshalb einen Groll oder Hass auf diese Menschen haben. Auf die konkrete Frage, ob dieser Groll bisher geholfen hat, erhalten wir meist die (überraschte) Antwort, dass es nicht wirklich hilfreich sei, sondern eher weiter beschwere und die Stimmung drücke.

Wenn wir Groll hegen, räumen wir dem betreffenden Menschen viel Gedankenkraft ein, beschäftigen unsere Gedanken und Gefühle mit diesem Menschen und erhöhen somit dessen Wichtigkeit. Das ist in den meisten Fällen genau das Gegenteil dessen, was wir wollen.

Es hört sich paradox an, ist es aber nicht: Wenn wir jemandem verzeihen, erleichtert das in allererster Linie uns selbst, denn wir entledigen uns einer Last und lassen mit diesem Schritt ein schwieriges Kapitel hinter uns. Deshalb ist der Ratschlag wichtig: Räumen Sie Menschen, die Ihnen Unrecht zugefügt haben, so wenig wie möglich an Zeit, Kraft und Gefühl ein. Verkleinern Sie Ihre Zuwendung, eliminieren Sie diese Person am besten aus Ihren Gedanken, lassen Sie diese hinter sich!

Wenn Sie jemandem verzeihen können, hilft das auch Ihnen selbst!

Können Sie sich selbst vergeben?

Wenn es darum geht, dass Sie mit sich selbst sehr unbarmherzig sind, sich eigene Fehler nicht verzeihen können, trifft Ähnliches zu. Insbesondere Menschen, die unter Ängsten und Depressionen leiden, kennen innere Haltungen wie:

- »Ich darf keinen Fehler machen.«
- »Ich muss perfekt sein.«
- »Meine Bedürfnisse sind nicht so wichtig.«

Schutzfaktoren

- »Ich muss den anderen gerecht werden.«
- »Es darf mir nicht gut gehen.«
- »Ich habe es nicht verdient.«
- »Ich bin schuld.«
- »Ich habe versagt.«

Wie geht es Ihnen, wenn Sie solche Einstellungsmuster lesen? Glauben Sie, dass solche Haltungen realistisch oder hilfreich sind? Was machen diese Sätze mit Ihren Gefühlen?

Wie sieht eine hilfreichere Haltung aus?

Wenn Sie zu dem Schluss kommen, dass solche Einstellungen nicht realistisch oder hilfreich sind und negative Gefühle auslösen, geht es darum, realistischere und hilfreichere Haltungen zu finden. Auch hierzu einige Beispiele:

- »Ich kann aus Fehlern lernen.«
- »Kein Mensch ist perfekt. Ich muss es auch nicht sein.«
- »Ich darf Wünsche und Bedürfnisse haben, genau wie die anderen.«
- »Es darf mir gut gehen, auch wenn es anderen schlecht geht und es viel Leid in der Welt gibt.«
- »Ich darf mich annehmen, wie ich bin, ich darf mich aber auch weiterentwickeln.«

Um sich selbst besser annehmen zu können, laden wir Sie zu der Übung »Frieden schließen mit sich selbst« ein:

ÜBUNG

Mit sich selbst Frieden schließen

Denken Sie zunächst an eine Situation, in der Sie sich in Unfrieden mit sich selbst gefühlt haben. Vielleicht haben Sie sich in den letzten Tagen, sonst länger zurückliegend, über sich oder andere geärgert und sich damit unwohl gefühlt. Nehmen Sie wahr, wie sich das körperlich anfühlt, wenn Sie sich an diese Situation erinnern.

Denken Sie dann an eine Situation, in der Sie sich in Frieden mit sich selbst gefühlt haben. Erinnern Sie sich an die Atmosphäre und die Details, so dass Sie noch einmal nachempfinden können, dass Sie sich wohl gefühlt haben.

Stellen Sie sich jetzt vor, dass der Teil, der in Frieden mit sich sein kann, auf den Teil, der in Unfrieden mit sich ist, zugeht auf eine liebevolle und unterstützende Weise. Das kann durch Worte oder Berührungen sein. Machen Sie sich bewusst, dass Sie beides sind und versuchen Sie, beide Zustände zu integrieren.

Aus der »Positiven Psychologie«, wie sie Seligman in seinem Buch »Der Glücks-Faktor« beschreibt, ist noch hervorzuheben, dass die Fähigkeit zur Dankbarkeit wesentlich zur Widerstandskraft und Lebensqualität beiträgt. Es lohnt sich, abends auf den Tag zurückzublicken, sich auch die schönen Dinge bewusst zu machen und dankbar dafür zu sein.

Dankbarkeit stärkt Ihre Widerstandskraft.

Eine kleine Anleitung zur Steuerung der Gedanken

Ein psychotherapeutisches Anliegen ist, Menschen darin zu bestärken, sich selbst auf gute Weise zu beeinflussen. Von dem Verhaltenstherapeuten Kanfer stammen Überlegungen zum »Selbstmanagement«. In diesem Zusammenhang hat er sechs Regeln vorgeschlagen, die wir beherzigen können, wenn wir psychisch gesund werden und bleiben wollen. Diese Regeln stellen wir Ihnen im Folgenden und zum Abschluss dieses Übungskapitels vor, kommentieren sie allerdings nur ganz kurz, weil wir es Ihrer Kreativität überlassen wollen, diese Regeln für sich umzusetzen und anzuwenden.

Verhaltensorientiert denken (»think behavior«): Versuchen Sie, eigene Zustände nicht so sehr zu beschreiben (»Mir geht es schlecht«) und somit wenige Adjektive zu verwenden. Versuchen Sie dagegen, mehr in Aktionen, in Verben und konkreten Aktivitäten und Handlungen zu denken.

Negativbeispiel: »Ich bin so kraftlos.«
Positivbeispiel: »In fünf Minuten mache ich mich auf, um eine kleine Runde um das Haus zu gehen.«

Lösungsorientiert denken (»think solution«): Nicht das Grübeln, Problematisieren und Gedankenkreisen, sondern das konstruktive Denken, das Lösungen sucht und Barrieren überwinden möchte, hilft uns weiter.

Negativbeispiel: »Die Schulden, die sich angehäuft haben, erdrücken mich.«
Positivbeispiel: »Ich vereinbare einen Termin mit der Schuldnerberatung.«

Positiv denken (»think positive«): Diese Empfehlung ist trivial und vielfältig benutzt; die Umsetzung ist aber nicht einfach und erfordert Übung, zu der wir Sie unbedingt ermutigen wollen. Erziehen Sie sich dazu, die erfolgreichen, angenehmen, gelungenen Aspekte ganz bewusst zu verstehen, anzuerkennen und sich dafür verantwortlich zu fühlen.

Negativbeispiel: »Ich habe schon wieder nur die Hälfte geschafft.«
Positivbeispiel: »Immerhin habe ich einiges geschafft; den Rest werde ich nach einer Pause erledigen.«

In kleinen Schritten denken (»think small steps«): Große Vorhaben und große Ziele können demotivieren. Nehmen Sie sich realistische Ziele vor. Je weniger Kraft und Selbstvertrauen Sie haben, umso kleiner sollten Sie zunächst die Ziele wählen. Denken Sie daran: Um ein Ziel zu erreichen, ist ein erster Schritt notwendig. Dem folgt dann ein zweiter, …

Negativbeispiel: »Ich werde das Abitur nachholen und mich dann für ein Studium qualifizieren.«

Positivbeispiel: »Ich werde mich bei der Arbeitsagentur beraten lassen, welche beruflichen Möglichkeiten für mich existieren und welche weiteren Qualifikationen nötig sind.«

Flexibel denken (»think flexible«): Gedankenautomatismen führen zu Festgefahrenem. Trauen Sie sich neue Denkwege, seien Sie im Denken (und im Handeln) flexibel, kreativ, offen, überraschend!

Negativbeispiel: »Keiner mag mich. Dass mich meine Nachbarin beim Einkaufen kaum angeguckt hat, dass sie nichts mit mir zu tun haben möchte.«

Positivbeispiel: »Wenn ich das nächste Mal im Supermarkt eine Bekannte sehe, werde ich sie fragen, welches Waschmittel sie verwendet und mir empfehlen kann.«

Zukunftsorientiert denken (»think future«): Nicht im Früher und Jetzt verharren, sondern konstruktiv, erwartungsvoll, neugierig in die Zukunft denken. Trainieren Sie einmal bewusst, an einem Tag in Ihrer Sprache häufig die Zukunft und die Grammatik des Futurs zu verwenden.

Negativbeispiel: Vor dem Einschlafen denke ich über den vergangenen Tag nach; dabei überwiegen Gedanken an die Dinge, die weniger erfreulich waren. Die Gedanken bewirken ein schlechtes Gefühl.

Positivbeispiel: Ich denke am Abend nach, welcher angenehmen Tätigkeit ich morgen nach der stressigen Arbeit nachgehen könnte.

Service

Zitierte Literatur

Stephen R. Covey (2005): Die sieben Wege zur Effektivität. Ein Konzept zur Meisterung Ihres beruflichen und privaten Lebens. Gabal.

Frederick Kanfer, Hans Reinecker, Dieter Schmelzer (2006): Selbstmanagement-Therapie. Springer-Verlag.

Stefan Klein (2002): Die Glücksformel oder Wie die guten Gefühle entstehen. Rowohlt Verlag.

Martin P.E. Seligman (2005): Der Glücksfaktor. Warum Optimisten länger leben. Lübbe Verlagsgruppe.

Hans-Ulrich Wittchen, Jürgen Hoyer (2006): Klinische Psychologie und Psychotherapie. Springer-Verlag.

Hilfreiche Internetseiten

Angaben zur Verbreitung (Epidemiologie) von psychischen Störungen:
www.tu-dresden.de/presse/psyche.pdf

Informationen zur Depression:
http://www.kompetenznetz-depression.de

Soziale Phobie Selbsthilfe:
http://www.sozphobie.de

Stichwortverzeichnis

Ablenkungsmanöver bei
  Angstübung 115
Achtsamkeitsübung 141
Adrenalin 57
Agoraphobie 12 ff, 28
– Angst vor der Angst 28
– Panikattacke 30
– bei Panikstörung 51
– Psychoanalyse 83 f
– Reizgeneralisierung 62
– soziales Netz 23
– Verlauf 31
– Vermeidungsverhalten 13 f, 22 f
– Rückzug 51
Aktivität
– dringliche 124
– wichtige 123 f
Alkoholabhängigkeit 31, 46 f
Alkoholkonsum 20
Allergische Erkrankung 71
Alpträume 127
Angstattacke, hilfreiche
  Gedanken 53
Angst
– vor der Angst 13, 15 f, 25, 28
– aufrechterhaltende Faktoren 51
– Auslöser 50 ff, 104 f
– begünstigende Faktoren 68 ff
– Behandlung, Erfolgswahrscheinlichkeit 78
– behandlungsbedürftige 19
– vor engen Räumen 37
– vor großen Plätzen
  s. Agoraphobie
– vor Kontrollverlust 22
– körperliche Reaktion 54 ff
– Änderung 73
– krankhafte 18 ff
– krankheitsbezogene 37
– positive Bedeutung 50
– schlagartige 14 f, 29
– vor sozialen Situationen
  s. Phobie, soziale
– spezifische 36 f
– Überwindung 76 ff
– – Medikamente 87 ff
– – Psychotherapie 80 ff
– – Selbsthilfe 76 ff
– – – Coach 91 ff
– Wahrnehmung
– – bewusste 60
– – körperliche 60
– zulassen 59

Angstanfälle
– gehäufte 20
– intensive, ohne extreme
  Bedrohung 20
– Lebensbeeinflussung 20 ff
– steigender Intensität 20
Angstaufrechterhaltung 24
Angstausbreitung 28
Angstbewältigung
– Beziehungsveränderung 45 f
– Konsequenzen 94 f
– langfristige Strategie 47
– soziales Netz 47
Angstentstehung 24
Angsterkrankung
– Abwärtsspirale 31
– Behandlungsrichtlinien,
  internationale 77
– Eigeninitiative 77
– Häufigkeit 27
– Lernvorgänge 81 f
– Merkmale 20 f
– Selbstheilung 77
– Spontanverlauf 77
– Symptomüberwindung 82
– Therapie 80 ff
– – medikamentöse 87 ff
– – psychologische 85
Angsterwartung 141
Angstgedächtnis 51, 61 ff
– Schwächung 63
– Stärkung 63, 65
Angstgedanken,
  Verselbständigung 51
Angstkurve bei Angstübung 109
Ängstlichkeit 36, 68 f
– erhöhte 31
Angstliste 104 f
Angstnetzwerk 62 ff, 66 f
– Entstehung 63 ff
– therapeutische Veränderung 66
Angstprogramm, biologisches 54 f
Angstreaktion, körperliche 24, 54 ff
– Änderung 73
Angstschweiß 57
Angstsituation
– Auseinandersetzung 77
– Bewertung 52
– Gedanken 52
– Verhalten 67
Angststörung
– Beziehungsdynamik 45
– Einfluss auf die Beziehung 44 ff
– generalisierte 33, 35, 62

– Selbsthilfe 92 ff
– – Zukunftsvorstellungen 93 ff
– Symptomreduktion
– – Herausforderungen 95 f
– – Vorteile 95 f
– Therapie 80 ff
– – psychologische 85
Angstsymptome
– gedankliche 24 ff
– körperliche 24
– Spontanremission 77
Angstüberwindung,
  Veränderungen 79
Angstübung 106 ff
– Ablenkungsmanöver 115
– Angstkurve 109
– Beendigung 108 ff
– – zu frühe 114
– Belohnung 108, 110
– Durchführungsregeln 108
– Fehler 113 ff
– Gewöhnung 106 f, 110
– schlecht vorbereitete 115
– Vermeidungsstrategie 115
– Wiederholung 112
– Ziel 111 f
Angstverstärkung 28
Anspannung 33
Antidepressiva 88 f
– neuere 89
– – Nebenwirkungen 89
– trizyklische 88
– – Nebenwirkungen 88
Atembeschwerden 24
Atmungsnormalisierung bei
  Schwindel 100
Aufmerksamkeitslenkung 108 f,
  115
Ausdauer, körperliche,
  Steigerung 129 ff
Ausdauersport 131
Autofahren 19
Autonomie-Abhängigkeits-
  Konflikt 83

Bauchatmung 100
Bedrohung, reale 78
Bedrohungsgefühl, subjektives 29 f
Beklemmungsgefühl 24
Benommenheit 24
Benzodiazepine 89
– Abhängigkeitsentwicklung 89
– Toleranzentwicklung 89
Bewegung, regelmäßige 130

Stichwortverzeichnis

Bewusst
– essen 133
– fühlen 133
Beziehung
– Einfluss einer Angststörung 44 ff
– tragfähige, Schutzfunktion 119 ff
– unsichere 69
Beziehungsdynamik bei
  Angststörung 45
Beziehungserfahrungen 52 f
– kindliche 119 ff
Bindungserfahrung, kindliche 83
Brustatmung 100
Brustschmerz 24

Chronifizierung von Krankheiten 41
Cortisol 58

Dankbarkeit 145
Denken
– flexibles 147
– in kleinen Schritten 146
– lösungsorientiertes 146
– positives 146
– verhaltensorientiertes 145 f
– zukunftsorientiertes 147
Depersonalisation 25, 55
Depression 31, 35, 38 ff
– fördernde Faktoren 39 f
– Prinzip der kleinen Schritte 42 f
Depressive Symptome 20
Derealisation 25 f
Drehstuhl 101
Dringlichkeit 124
Drogenabhängigkeit 46 f
Durchschlafstörung 127

Einschlafstörung 35, 127
Einstellung
– innere 82
– leistungsorientierte 82
Eltern-Kind-Bindung 119 f
Entspannungsunfähigkeit 35
Erfahrung, neue, tägliche 138
Erfolgswahrscheinlichkeit einer
  Behandlung 78
Erwartungshaltung, soziale
  Phobie 33
Essen, bewusstes 133
Exposition
– graduierte 102 ff
– massierte 102 ff
Expositionstraining 73

Fahrradergometer 129 f
Fehlverhalten, gelerntes 81 f
Flooding 102

Flugangst 36 f
Frieden schließen mit sich selbst
  144 f
Fühlen, bewusstes 133

Gedächtnisinhalt, Aktivierung 66
Gedanken, hilfreiche, bei Angst-
  attacke 53
Gefahr, reale 18 f
Gedankenreißen, Panikattacke 29
Gedankensteuerung 145 ff
Gefängnis, inneres 137
Gegenstand erfahren 133
Gehirn, Plastizität 61 f
Genussfähigkeit
– Steigerung 132 f
– verzerrte Einstellung 40
Genussoasen, alltägliche 40 f
Genussverhalten 40 f
Gesundheit, psychische,
  Stärkung 132 ff
Grübelei 134 f
Grundhaltung, ängstliche 36

Haltung, innere 82
Heimtraining 129 f
Herausforderung als
  Wachstumsimpuls 71
Herzfrequenz, erhöhte 24, 54 f
Herzinfarkt, vermeintlicher 64
Herzinfarktangst 19, 30
Herzklopfen 24
– Panikattacke 29
Herzrasen 64
Herzschlagwahrnehmung 71 f
Hilflosigkeit, erlernte 40
Hilflosigkeitsgefühl 40
Hyperventilation 101
Hypochondrie 37

Im-Hier-und-Jetzt-Leben, Übung 134

Katastrophisierung 25, 37
Kind-Eltern-Bindung 119 f
Klaustrophobie 37
Kloßgefühl im Hals 35
Kognition 82
Konflikt, unbewusster 83 f
– Bearbeitung 84
Kontrollverlustgefühl 26
– Agoraphobie 28
– Panikattacke 30, 32
Konzentrationsstörung
– Angststörung, generalisierte 35
– Panikattacke 29
Körperempfindung
– Angsterwartung 141

– erhöhte Aufmerksamkeit 31
– katastrophisierende
  Interpretation 37, 72
Körpervorgänge,
  Wahrnehmungsfähigkeit 71
Krankheitsbereitschaft, erhöhte 71
Krisenintervention 86

Lähmungsgefühl 55
Leben, glückliches, Elemente 122 f
Lebensbeeinflussung 20 ff, 37
Lebensereignis
– schwerwiegendes 30 f
– unkontrollierbares 69
Lebenserfahrung, belastende 69 f
Lebenslinie 70
Lebenssituationsveränderung 59
Leid, subjektives 22
Leistungsorientierung 82
Lernen 62

Medikamente
– Abhängigkeit 46 f
– Missbrauch 31
– Nebenwirkung 87
Missempfindungen
– Brustregion 24
– Magen 24
Mitgefühlsübung 135 f
Mundtrockenheit 24
Muskelverspannung 35
Mutter-Kind-Verhältnis 69

Nähe-Distanz-Konflikt 83
Natur erfahren 133
Nervennetzwerk, Veränderung 62
Nervensystem, autonomes 56
Netz, soziales
– bei Agoraphobie 23
– bei Angstbewältigung 47
– Herstellung 139 f
– Schutzfunktion 120
Noradrenalin 57
Noradrenalin-Wiederaufnahme-
  Hemmer 89

Panikattacke 14 f, 29
– bei sozialer Phobie 33
– bei spezifischer Phobie 37
– Symptome
– – gedankliche 29, 31 f
– – körperliche 29
Panikstörung 29 ff
– mit Agoraphobie 30, 51
– ohne Agoraphobie 30
– Auslösung 30
– Spontanremission 77

– Verlauf 31
– Vermeidungsverhalten 51
Parasympathikus 56
Persönlichkeit, ängstlich-
  vermeidende 36
Persönlichkeitsstörung 36
Phobie
– soziale 16 f, 32 f
– – Erwartungshaltung 33
– – Panikattacke 30, 33
– – Symptome 33 f
– – Vermeidungsverhalten 16 f, 33
– spezifische 36 f
Platzangst s. Agoraphobie
Prinzip der kleinen Schritte
– bei depressiver Tendenz 42 f
– bei Erschöpfung 126
– bei Überforderungsgefühl 142
Prioritäten setzen 140 ff
Pro-aktives Verhalten 123 f
Protektiver Faktor 117 ff
Psychoanalyse 83 f
– Abwehrmechanismen 84
Psychologie, positive 145
Psychose 87
Psychotherapie 80 ff
– ambulante 80 f
– autosuggestive Verfahren 86
– Fachärzte 85
– fremdsuggestive Verfahren 86
– integrative 85
– ressourcenorientierte 80
– Richtlinienverfahren 80
– stationäre 81, 86
– teilstationäre 86
– tiefenpsychologisch fundierte 83 f

Reaktives Verhalten 123 f
Realangst 18 f
– Übergang zu krankhafter Angst 19
Regression 84
Reife, psychische 83
Reizbarkeit 35
Reizgeneralisierung 62, 65
Ressourcen 125 ff
– Stärkung 128
Rückzug
– bei Agoraphobie 23
– bei sozialer Phobie 17
Ruhelosigkeit 35

Schlaf, erholsamer 126 f
Schlafeffizienz, Verbesserung 127
Schlafhygiene 127
Schlafstörung 126
– chronische 88
Schluckbeschwerden 35

Schonung
– körperliche 41
– psychosoziale 41
Schonungsverhalten,
  zunehmendes 41
Schüchternheit 33
Schutzfaktor 117 ff
Schwäche 24
Schweißausbruch 24, 54, 57
– Panikattacke 29 f
Schwindel 24, 99 ff
– Panikattacke 29
– Provokation 101
– soziale Phobie 16
Schwindelhilfe, Verzicht 101
Selbstbeobachtung 141
Selbstfürsorge 126
Selbstmordgefahr 31
Selbstunsicherheit 36
Selbstwerterleben, schwaches 40
Selbstwirksamkeit 26
– Entdeckung 139
– Steigerung 138 f
Selbstwirksamkeitserfahrung 142
Selbstwirksamkeitserwartung 26
– geringe 26, 36
– hohe 138 f
– Steigerung 110
Serotonin-Wiederaufnahme-
  Hemmer 89
Sicherheitsbedürfnis 68 f
Situation, ungeplante 134
Somatoforme Störung 37
Sorgen, Umgang 135
Sorgenstuhl 135
Sportgruppe 130
Sportprogramm 131
Streitkultur, fruchtbare 120 f
Stressreaktion 29
– kontrollierte 57
– körperliche 56 f
– unkontrollierte 58 f
Suchterkrankung 46 f
Sympathikus 56

Tabakkonsum 20
Tagesablauf 122
– fremdbestimmter 124
– selbstbestimmter 124
Tagesstruktur 121 f
Tag-Nacht-Rhythmus 127
Think
– behavior 145
– flexible 147
– future 147
– positive 146
– small steps 146

– solution 146
Todesangst 20
– plötzliche 30
Totstellreflex 55
Trainerteam, inneres 136
Triade, kognitive 38 f
Turmübung 106 f

Übelkeit 24
Überanpassung 121
Überforderungsgefühl 14
Überforderungssituation 26
Überraschungsaktion 134
Übungsmangel, sozialer 33
Umstrukturierung, kognitive 73
Unbarmherzigkeit mit sich selbst
  143 f
Unsicherheit 24
Unterstützung, soziale 140

Verhalten
– gesundheitsförderndes 81
– pro-aktives 123 f
– reaktives 123 f
Verhaltensexperimente 82
Verhaltenstherapie, kognitive 81 f
Vermeidungsstrategie bei Angst-
  übung 115
Vermeidungsverhalten 20, 22 f
– bei Agoraphobie 13 f, 22 f, 28, 51
– bei Panikstörung 51
– Protokollierung 97 f
– Schutzfunktion 23
– in sozialen Situationen 45 f
– bei sozialer Phobie 16 f, 33
Verstärker, sozialer 39
– Verlust 39
Verzeihen 143 f

Wahrnehmung, körperbezogene
– der Angst 60
– katastrophisierende Inter-
  pretation 37, 72
– veränderte 31 f
Wahrnehmungsfähigkeit für
  Körpervorgänge 71 ff
Wahrnehmungsübung 73, 141 f
Wahrnehmungsveränderung 25
Wichtigkeit 123 f
Wissensnetz 62

Zeitplan 121 f
Zentralisierung des Blutes 57
Zielsetzung 124
Zittern 24
– Panikattacke 30
Zukunftsvorstellungen 93 ff

Bibliografische Information der
Deutschen Nationalbibliothek
Die Deutsche Nationalbibliothek verzeichnet diese Publikation in der Deutschen Nationalbibliografie; detaillierte bibliografische Daten sind im Internet über http://dnb.d-nb.de abrufbar.

Programmplanung: Sibylle Duelli

Redaktion: Anne Bleick

Bildredaktion: Christoph Frick

Umschlaggestaltung und Layout:
Cyclus · Visuelle Kommunikation, Stuttgart

Bildnachweis:
Umschlagfotos: Getty
Fotos im Innenteil:
Corel Stock: S. 27; Creativ Collection: S. 44, 92; Dynamic Graphics: S. 87, 125; Eigene Bilder der Thieme Verlagsgruppe: S. 80; Getty: S. 3; MEV: S. 99; Photo Alto: S. 50; Photo Disc: S. 5 links, 5 rechts, 10/11, 12, 18, 48/49, 54, 61, 68, 74/75, 102, 118, 132; Pixland: S. 4, 6, 7, 38, 76, 90/91, 111, 116/117

Die abgebildeten Personen haben in keiner Weise etwas mit der Krankheit zu tun.

Zeichnungen: Buck

1. Auflage

© 2007 TRIAS Verlag in MVS
Medizinverlage Stuttgart GmbH & Co. KG
Oswald-Hesse-Str. 50, 70469 Stuttgart

Printed in Germany

Satz: Fotosatz H. Buck, Kumhausen
gesetzt in QuarkXPress 4.1
Druck: Westermann Druck Zwickau GmbH

Gedruckt auf chlorfrei gebleichtem Papier

ISBN 978-3-8304-3337-8   1 2 3 4 5 6

Wichtiger Hinweis:
Wie jede Wissenschaft ist die Medizin ständigen Entwicklungen unterworfen. Forschung und klinische Erfahrung erweitern unsere Erkenntnisse, insbesondere was Behandlung und medikamentöse Therapie anbelangt. Soweit in diesem Werk eine Dosierung oder eine Applikation erwähnt wird, darf der Leser zwar darauf vertrauen, dass Autoren und Verlag große Sorgfalt darauf verwandt haben, dass diese Angabe dem **Wissensstand bei Fertigstellung des Werkes** entspricht.
Für Angaben über Dosierungsanweisungen und Applikationsformen kann vom Verlag jedoch keine Gewähr übernommen werden. Jeder Benutzer ist angehalten, durch sorgfältige Prüfung der Beipackzettel der verwendeten Präparate und gegebenenfalls nach Konsultation eines Spezialisten festzustellen, ob die dort gegebene Empfehlung für Dosierungen oder die Beachtung von Kontraindikationen gegenüber der Angabe in diesem Buch abweicht. Ein solche Prüfung ist besonders wichtig bei selten verwendeten Präparaten oder solchen, die neu auf den Markt gebracht worden sind. **Jede Dosierung oder Applikation erfolgt auf eigene Gefahr des Benutzers.** Autoren und Verlag appellieren an jeden Benutzer, ihm etwa auffallende Ungenauigkeiten dem Verlag mitzuteilen.

Die Ratschläge und Empfehlungen dieses Buches wurden vom Autor und Verlag nach bestem Wissen und Gewissen erarbeitet und sorgfältig geprüft. Dennoch kann eine Garantie nicht übernommen werden. Eine Haftung des Autors, des Verlages oder seiner Beauftragten für Personen-, Sach- oder Vermögensschäden ist ausgeschlossen.